Knaur

Peter Bergholz

Dynamisch entspannen mit der Rossini *Methode*

www.knaur-ratgeber.de

Inhalt

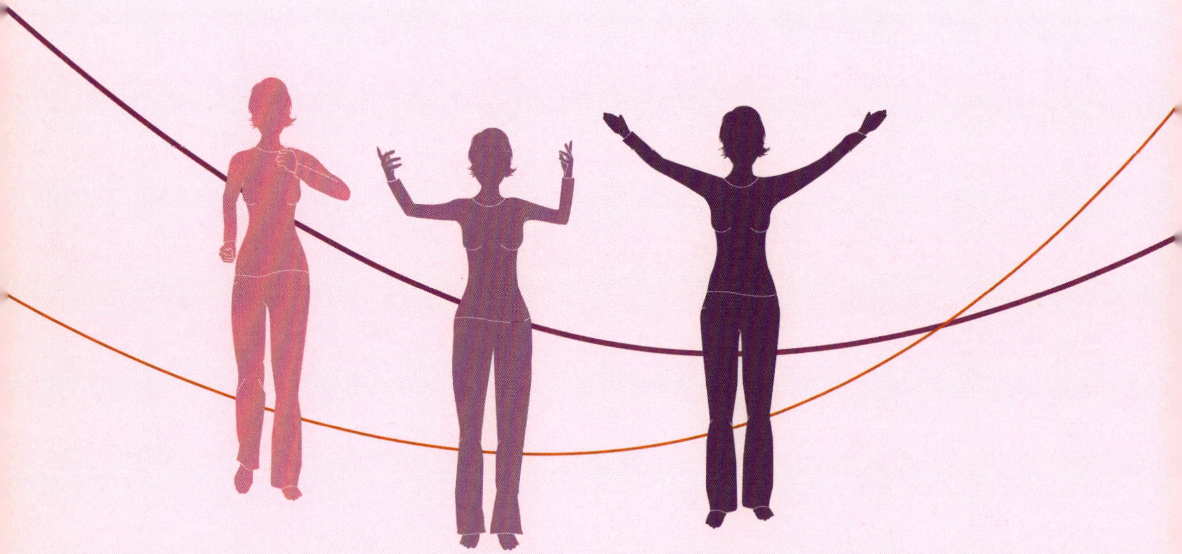

Vorwort

Liebe Leserin, lieber Leser,

Jan wohnt nebenan. In der Nachbarschaft. Er ist acht Jahre alt und ein blitzgescheiter Junge, freundlich, neugierig, sehr mutig, ein begnadeter Baumkletterer und sehr überzeugt von sich. Jan findet sich klasse. Er ist der Schulfreund meiner Tochter Johanna, sie ist ähnlich, aber nicht ganz so mutig.

Jan kommt vorbei und hat die Idee, in einen riesigen Apfelbaum zu steigen, Johanna folgt etwas zögerlich. Ihre Mutter sieht es zufällig, kommt aus dem Haus gelaufen, um sie davon abzuhalten. »Das ist zu gefährlich für dich!« Darauf Jan mit dem Brustton der Überzeugung: »Doch, das kann sie! Wenn ich das kann, dann kann Johanna das auch!«

Die Mama ist wegen dieser irritierenden Intervention erst einmal sprachlos. Und Johanna klettert weiter.

»Wenn ich es kann, dann kannst du es auch!« In einer solchen Welt gäbe es keinen Stress mehr, denn Stress entsteht letztlich im sozialen Kontext. Manche Tage sind hart, und dann sind wir müde, erschöpft, fix und fertig. Wir verlieren dann auch mal die Begeisterung und müssen ein bisschen jammern. Das sind normale Reaktionen, und sie haben nichts mit dem Stress zu tun, der uns krank, alt und lustlos macht. Dieser Stress ist das Ergebnis von Vereinzelung und/oder gestörter Kommunikation.

Und deswegen war es von Anfang an mein großes Anliegen, dass sich über die Rossini-Methode auch Menschen begegnen und schöne gemeinsame Momente erleben können.

Ein Junge, der aus dem Geäst eines hohen Baums in die Welt hinausruft: »Ich schaffe es, und du schaffst es auch«, er ist mir zum Symbol einer Kommunikation geworden, die wir alle ganz dringend benötigen und an der jeder mitwirken sollte: Wir gehen freundlich miteinander um, unterstützen uns, teilen, bestärken und ermutigen uns gegenseitig, interessieren uns füreinander, hören zu, erleben Abenteuer, machen Quatsch zusammen und finden Kontakt über gemeinsame Rhythmen und Melodien.

Woher stammt eigentlich der Glaube, dass es nützlich sei, auf Gemeinsinn zu verzichten, auf Schwächen anderer zu warten, andere unter Druck zu setzen, recht haben zu müssen, sich Vorteile zu verschaffen? Vielleicht lassen sich auf diese Weise zwischenzeitlich Macht und Reichtümer anhäufen. Die Rechnung aber wird nie aufgehen. Denn was letztlich zählt im Leben, ist etwas ganz anderes. Abgerechnet wird am Ende, und wer dann spürt, dass er etwas weitergeben kann, was weiterwirkt und lebt – der kann auf ein zufriedenes und auch glückliches Leben blicken. Ich lege Ihnen in diesem Zusammenhang die Gedanken und Erkenntnisse des amerikanischen Neurobiologen Damasio ans Herz, dessen Konzept der positiven somatischen Marker ich in diesem Buch erwähnen werde.

Um andere Menschen zu lieben und zu achten, muss ich mich selbst lieben und achten können. Das Wir ist immer der Spiegel des Ichs. Ohne Selbst-Liebe werden wir den schädlichen Stress nicht aus der Welt kriegen. Aber wie kommen wir dahin? Es ist eigentlich ganz einfach. Es muss nur gelingen, das Schöne seiner Kindheit zu erinnern, zu fühlen und mit in die Gegenwart zu nehmen! Dabei wird Ihnen die Rossini-Methode auf eine wunderbare Art und Weise helfen können.

Eine wirklich neue Methode gestaltet sich nicht über Nacht und auch nicht am Schreibtisch. Ich habe fast 30 Jahre gebraucht und die Erfahrungen aus unzähligen Gruppen und Projekten. Es ist mir ein Anliegen, allen Beteiligten dafür zu danken. Besonders meinen Teilnehmern mit ihren Geschichten, ihren Träumen und Tränen, ihrer Begeisterung und ihrer Kritik. Und den vielen Abschlussrunden, wo wir immer wieder so etwas gespürt haben wie »ja, so einfach und schön kann Leben auch sein«. Diese Erfahrungen haben mich immer weiter auf die Spur gebracht.

Wer in kurzer Zeit ein Buch über die eigene Methode schreibt, der gerät immer mal wieder in Sackgassen. Da helfen weder aufmunternde Worte noch die Rossini-Methode. Sondern jemand, der selbst die Ärmel aufkrempelt, Zettel ordnet, Texte prüft und Fragen stellt. Das hat Juliane Andersohn getan, es war die entscheidende Hilfe. Auch Bücherschreiben sollte man eben nicht allein! Im Grund ist sie auch Coautorin dieses Buchs, denn wichtige praxisbezogene Ergänzungen, wie die »Rossini-Reise im Badezimmer«, entstammen ihrer Feder. Ich danke dir von Herzen, Juliane.

Bei der Arbeit an diesem Text musste ich immer wieder an Gerda Boyesen denken, meine einzigartige Lehrerin und späteren Mitstreiterin. Berührende Erinnerungen, Bilder, die ich noch immer nachfühlen kann. Einmal saßen wir in einem Hamburger Straßencafé. Der Feierabendverkehr rollte gemächlich vorbei, und wir beobachteten die Menschen in den Autos. Angespannte Körper, verschlossene Münder, leere, freudlose Blicke. Man ahnt, wie der Rest des Tages ablaufen wird.

»Es gibt doch gar keinen Grund, so angespannt zu sein, es ist doch Feierabend«, sagte Gerda, »das machen Menschen irgendwann aus reiner Gewohnheit.« Das liegt bestimmt zwanzig Jahre zurück. Lange bevor die Hirnforschung die »Macht der Gewohnheiten« wissenschaftlich beschreiben konnte. »Sie sollten in ihren Autos unsere kleinen biodynamischen Bewegungen anwenden, dann wäre die Welt eine ganz andere.« Das hat damals, als sich Psychologie und Psychotherapie noch weitgehend im Kopf abspielten, kaum jemand verstanden. Gerda lebt nicht mehr, aber sie wäre begeistert gewesen von der Rossini-Methode. Positive Bewegungen und klassische Musik! Das war auch ihre Welt! Und ich bin mir sicher, das werden Sie auch für sich selbst mit diesem Buch entdecken.

Ihr Peter Bergholz

Kapitel 1

Ihr Körpergefühl – Ihre wertvolle Ressource

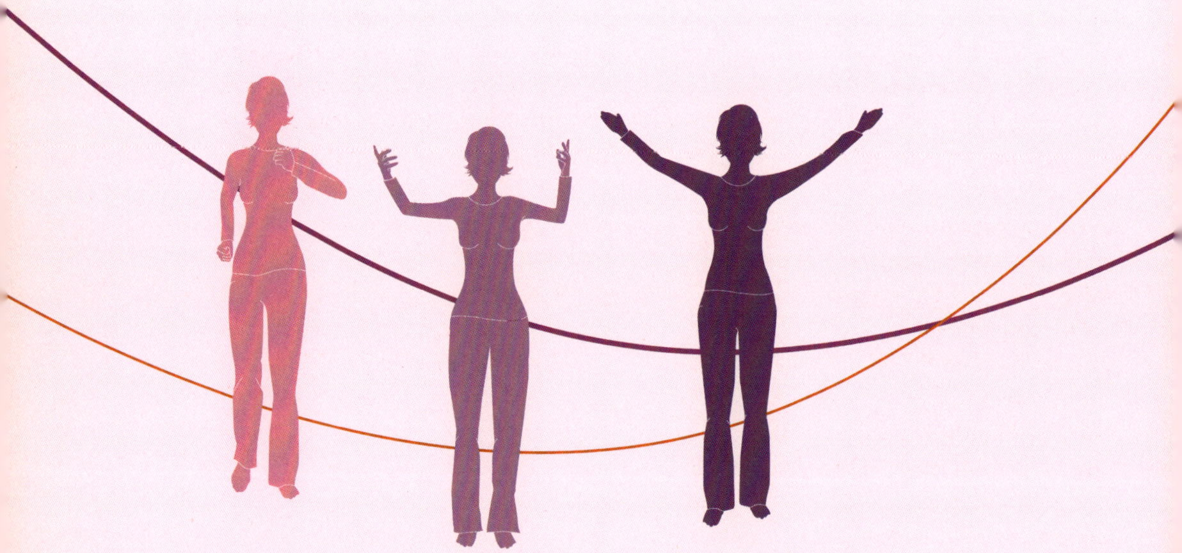

»Ich habe immer die Wahl«

Die Rossini-Methode führt Sie zur wichtigsten Erkenntnis, zu der wir überhaupt im Leben gelangen können. Sie lautet: »Ich habe immer die Wahl!« Doch am Anfang eines jeden Stressprozesses steht oft genau die gegenteilige Empfindung: »Ich habe keine Wahl. Ich bin ausgeliefert, ohnmächtig, hilflos!« Die Rossini-Methode führt aus diesem lähmenden Gefühl heraus.

Ihr Mittel gegen Anspannung und Druck

Stress hat viele Gesichter, das Spektrum der Stresssignale reicht vom leichten Ziehen im Nacken bis zu angstauslösenden Engegefühlen im Brustbereich. Auch die Ursachen sind vielfältig. Stress kann von außen ausgelöst werden, durch Menschen, Situationen oder Ereignisse. Oder aber auch von innen, durch eigene Gedanken, Phantasien, Erwartungen, Befürchtungen …

Die Rossini-Methode führt aus diesem lähmenden Gefühl, nichts machen zu können und ohne Handlungsmöglichkeiten dazustehen, heraus. Sie generiert ein neues inneres Bild von zentraler Bedeutung: »Ich habe immer die Wahl!«

In jeder Situation kann ich mich für einen eigenen Schritt entscheiden! Ich bin berechtigt und in der Lage, mich abzugrenzen, mich zu verweigern, nein zu sagen, mich zu öffnen, mich durchzusetzen, mich zurückzunehmen, nur an mich zu denken etc. Ich bin ich – und ich habe immer eine Wahl.

Ich habe die Wahl, mir treu zu bleiben. Ich habe auch die Wahl, an einem ungeliebten Arbeitsplatz zu verbleiben, weil ich im Augenblick nur hier das Geld verdienen kann, um meine Familie zu ernähren. Aber ich kann auch entscheiden, mir künftig respektlose Umgangsformen zu verbitten. Der Kybernetiker Heinz von Förster hat es so formuliert:

> *Handle stets so, dass sich die Zahl deiner Möglichkeiten erweitert.*

Aus dem echten Leben

Die meisten Menschen, denen ich beruflich begegne, sind auf der Suche nach etwas, was sie noch nicht gefunden haben – und landen immer wieder in einer mentalen Sackgasse. »Ich bin so festgefahren in meinem Job, alles ist vorgegeben, und ich brauche 100 Prozent meiner Energie, um das zu schaffen, was ich schaffen muss. Allerdings habe ich täglich Druck im Bauch, das ist Stress, aber was soll ich tun? Ich muss einfach so weitermachen.« So formuliert es der Banker Markus und ebenso auch die Lehrerin Waltraud. Sie ist in einer vielköpfigen, temperamentvollen Winzerfamilie aufgewachsen und kommt nicht mit dem Klima im Lehrerzimmer zurecht. »Schlimm ist es am Morgen. Jeder kommt rein, keiner grüßt, man nimmt überhaupt keine Notiz voneinander. Ich habe jeden Tag Bauchschmerzen deswegen und fühle mich einsam und schlecht.« Auch das ist Stress! Stress pur! Beflügelt durch Rossini-Erlebnisse, traf sie die Wahl, dieses anonyme Miteinander der Kollegen nicht länger hinzunehmen. Sie machte es sich zur Aufgabe, jeden Morgen irgendeinen Kollegen direkt anzusprechen und in ein Gespräch zu verwickeln. Die ersten Tage müssen furchtbar gewesen sein: das Raunen, die belustigten Blicke der Kollegen. »Aber was soll's«, hat sie sich gesagt, »da muss ich durch, ich will diesen Druck im Bauch nicht mehr.« Bereits nach einer Woche war der Turnaround geschafft, und was dabei ans Licht kam, war die erstaunliche Tatsache, dass etliche andere Kollegen vorher ähnliche Stresszustände erlebt hatten und nun sehr dankbar waren über die neue Entwicklung.

Sich einfach mal alles zurechtdenken?

Suchen Sie vielleicht gerade eine neue Wohnung oder eine Partnerin bzw. einen Partner, oder benötigen Sie gerade etwas Geld oder Glück oder auch nur einen Parkplatz? Dann brauchen Sie nicht viel mehr zu tun, als ganz intensiv daran zu denken und diese Gedanken als »Bestellung an das Universum« aufzugeben. Wenn Sie alles richtig gemacht haben, dann bekommen Sie wirklich alles, was Sie sich gewünscht haben. Was will man mehr?

Irgendjemand in den USA ist auf diese »geniale« Methode gekommen, ich nehme an in heiterem Zustand, und er hat sich tatsächlich getraut, diese »mutige Theorie« in einem Buch zu veröffentlichen. Es wurde ein Bestseller! Und die Trittbrettfahrer ließen natürlich nicht lange auf sich warten, und auch ihre Bücher wurden zu Megasellern. Das Ganze hat nur einen Haken: So schlicht funktionieren wir nicht!

Gegen die innere Stresswelle

Wenn ich sage, dass wir immer die Wahl haben, dass wir uns entscheiden können, so sind damit gar nicht die großen, schicksalsschweren Lebensfragen gemeint. Vielmehr geht es um die vielen kleinen Alltagssituationen, in denen wir uns in den Strudel des negativen Stresses hineinsaugen lassen können – oder aber eben nicht. »Ich habe immer die Wahl« – das ist der wirksamste Gegensatz zum »Ich muss«. Hierzu ein

Beispiel aus meiner Kindheit: Mein Vater war Tabakanbauer, nicht dort, wo man Tabakplantagen vermutet, sondern in Hoisdorf, einem Dorf vor den Toren Hamburgs. Unvergessen ist mir eine Szene, die sich in der heißen Phase der Tabakernte abspielte. An jenem Tag war gerade ein heftiger Hagelschauer in die Felder geschlagen, ein Teil der Ernte drohte vernichtet zu werden, die Nerven lagen blank. Wir versuchten, wenigstens die Ernte vom Vortag zu retten. Mein Vater, heillos überfordert, lief zwischen seinen sechzig oder siebzig Leuten hin und her. »Wo ist deine Mutter?«, herrschte er mich an. Ja, wo war sie denn? Ich suchte und fand sie schließlich – und traute meinen Augen nicht. Sie lag ausgestreckt auf einer Decke im Gras und beobachtete die Wolken – und das in dieser Situation! »Ich brauche das jetzt«, sagte sie. »Ich muss erst mal wieder zu Kräften kommen. Lass mich allein.«

Im Fluss des Lebens bleiben

Ich erzähle diese Geschichte, weil ich damals so hautnah dabei war und früh gespürt habe, wie auch in harten Zeiten so etwas wie Lebenskunst gelingen kann. In jener Generation hatten nicht nur meine Eltern, sondern viele andere auch eine Ahnung davon, was wichtig ist, um im Fluss des Lebens zu bleiben. Aus meiner Sicht sind es im Besonderen diese zwei grundlegenden Botschaften:

1. Lassen Sie nicht zu, dass Ihre Möglichkeiten und Talente ungelebt bleiben. Sondern setzen Sie diese in liebevolles, positives Handeln um.
2. Verlieren Sie nie das Ziel aus den Augen, eines Tages etwas zu tun, was Ihrem Leben einen ganz persönlichen Sinn gibt.

Solche Leitideen lassen sich natürlich leicht zu Papier bringen, in der Realität des Lebens aber gibt es häufig Widerstände. Diese beginnen manchmal schon in der eigenen Familie und erfordern immer wieder Ihre Entschlossenheit und Ihr Durchhaltevermögen. Aber diesem Weg zu folgen lohnt sich immer. Holen Sie sich gegebenenfalls Unterstützung, man ist heute nicht mehr nur auf sich allein angewiesen. Besorgen Sie sich z.B. das Programm Ihrer Volkshochschule, besuchen Sie Vorträge, lernen Sie neue Menschen kennen. Lassen Sie Ihre Energien nicht wegsacken.

Karajan kann helfen

Mir hilft in solchen Situationen Herbert von Karajan. Ich habe nur zwei Videos von ihm, aber sie reichen aus. Wenn ich Karajan sehe und innerlich mitgehe, dann löst sich jede geistige Verengung. Karajan dirigiert und spielt Vivaldis »Jahreszeiten«, mit Anne-Sophie Mutter als Solistin. Jeder für sich und beide doch zusammen. Das ist zum Weinen schön. Da hat der kleinliche Ärger, oder was auch immer im Kopf herumschwirrt, keinen Platz mehr. Machen Sie ein paar Wochen regelmäßig die Rossini-Reise, oder fahren Sie gleich nach Italien, nach Verona. Besuchen Sie an einem dieser herrlichen Sommerabende das Freilichttheater, die Arena, nehmen

Sie sich eine gute Flasche Wein mit, setzen Sie sich zu den anderen auf die Stufen, und erleben Sie »Nabucco«. Die Seele muss sich weiten, damit wir die eingefahrenen Gleise verlassen können.

Die sogenannten Problemlöser

»Ich habe immer die Wahl« ist also der wirksamste Gegensatz zum »Ich muss«. Allerdings hilft es nicht weiter, dieses Mantra nur zu denken, wir müssen es auch fühlen können, im Herzen tragen. »Ich fühle, dass es mir gelingen wird, ich fühle mich in der Lage, mich selbst zu bestimmen …« Wie aber kommt dieser Satz rein in Kopf und Herz? Wie gelingt es, das innere Programm zu wechseln? Da gibt es viele Angebote, und nicht alle sind seriöser Natur. Im Gegensatz zur eher schwerfälligen und wenig spektakulären wissenschaftlichen Psychologie herrscht an deren Rändern ein reges Treiben. Hier hat sich eine bunte Fülle von Angeboten angesiedelt, die schnelle, mühelose Hilfe in allen Lebenslagen versprechen und allein aus diesem Grund großes Interesse auf sich ziehen, auch im Zusammenhang mit dem Thema Stressbewältigung. Sie sollten einen weiten Bogen um jene schlagen, die Ihnen schnelle, sofortige Stresslösung versprechen. Die gibt es nicht, und im Verlauf dieses Buchs werden Sie auch verstehen, warum das so ist. Stress lässt sich nicht vom Kopf her auflösen, auch nicht mit noch so viel »Positivem Denken« nach dem Motto: »Der Mensch schafft sich seine Wirklichkeit mit seinen Gedanken. Also denke dich reich, glücklich, entspannt …«

Bis vor kurzem feierten solche sogenannten Motivationstrainings ungeahnte ökonomische Triumphe. Ich war dabei, als 16.000 gutbürgerliche Menschen in der Dortmunder Westfalen-Halle von ihren Stühlen hochsprangen und minutenlang Mantren skandierten wie »Ich bin ein Gewinner« und »Ich sprenge meine Ketten jetzt!« Doch Gewinner waren allein die Veranstalter, die Teilnehmer erlebten meist schon am Tag danach eine ernüchternde Landung in ihrem Alltag. So schlicht funktionieren wir eben nicht. Mir fallen dazu immer die Worte von Albert Einstein ein:

Mach es einfach,
aber nicht einfacher!

Natürlich sind positiv denkende Menschen sympathischer und wahrscheinlich auch erfolgreicher als Pessimisten. Nichts gegen eine positive Wahrnehmung der Welt. Die Sache hat nur einen Haken: Wie schafft man es, negative Gedanken in positive zu transformieren? Was können Sie tun, wenn Sie z. B. die nächste Rate nicht zahlen können, Ärger mit dem Partner haben, pessimistische Gedanken nicht loswerden, die Angst im Nacken sitzt oder die Wut im Bauch und wenn Sie Eifersucht oder Stress quält? Ist es Ihnen jemals gelungen, sich aus solchen Situationen rauszudenken? Nein, es klappt leider nicht, und wir wissen heute auch, warum der Kopf allein nicht in der Lage ist, unsere Probleme, eben auch unsere Stressprobleme zu lösen. Dazu brauchen wir den Körper!

Der Körper macht die Stimmung

Im angespannten Körper können Gedanken nicht frei fließen. Ein bewegungsloser Körper blockiert die Kreativität, und ein schlaffer Körper raubt dem Denken jeden Mut. Neue, positive Erfahrungsmuster, Veränderungen, auf welcher Ebene auch immer sie stattfinden, sind stets die Folge entsprechender Erfahrungen. Ich muss es also mehrfach erlebt haben, dass ich tatsächlich die Wahl habe. Allein die Hoffnung darauf oder der Glaube daran reicht nicht aus. Da führt kein Weg vorbei!

Nun ist es so, dass jede Erfahrung eine Körpererfahrung ist, und deswegen entspricht es der biologischen Realität des Menschen, wenn der ehemalige ärztliche Leiter des anthroposophischen Heilzentrums Lanzarote, Dr. Fritz H. Hemmerich, feststellt: »Die geistige Freiheit ist auf das Engste verbunden mit unserer körperlichen Bedingtheit.« Auch wenn manche seiner anthroposophischen Patienten dies nicht gerne hören.

Ihr Körper als Ihr Verbündeter

Neurophysiologische Untersuchungen konnten zeigen, wie Denken und Fühlen mit körperlichen Prozessen korrespondieren. Jeder Gedanke ist auch ein Gefühl, genauer gesagt: ein Körpergefühl. Die Forscher beschreiben es so: Noch bevor wir etwas denken, passiert etwas in unserem Körper.

Ein Erregungspotenzial bewirkt eine psychomotorische Aktivität, die wir allerdings zunächst nicht bewusst wahrnehmen. Der Impuls, der schließlich zum Hirn geleitet wird, spiegelt die Dynamik und Struktur des unbewussten/bewussten Körpergefühls wieder. Ist z. B. das Körpergefühl so geprägt, dass Erregung mit Angst einhergeht, dann lösen viele Reize zuerst automatisch Angst aus. Das macht deutlich, dass der Körper (Haltung, Tonus, Mimik, Atmung, Bewegung) eine überragende Bedeutung für unser Leben hat. Wie wir denken, wie wir fühlen, wie wir mit dem Auf und Ab des Lebens fertigwerden, das hängt nach dem in der Wissenschaft noch recht neuen Konzept des »Embodiment« ganz wesentlich vom Körpergefühl ab. Daraus folgt also: Wenn es gelingt, das Körpergefühl gezielt zu beeinflussen, dann verfügen wir über ein Instrument zur Bewältigung von Stresssituationen und Krisen. Für mich ist der Körper der wirksamste Ansatzpunkt für Veränderung. Unsere Gedanken und Gefühle gestalten sich weitgehend unbe-

wusst. Niemand weiß wirklich, ob und wie sich das Unterbewusste gezielt konstruktiv beeinflussen lässt. Der Körper aber ist dem Willen zugänglich, deswegen kann man – z. B. durch Tanzen, Turnen, Yoga u. a. – eine gesunde Körperhaltung erlernen und trainieren.
Allerdings sind der Möglichkeit, die Körperhaltung im Alltag bewusst zu beeinflussen, Grenzen gesetzt. Das gelingt vielleicht einige Minuten, und Menschen mit besonderer Disziplin mögen es sogar über einige Stunden schaffen. Dann aber fällt der Körper zurück in die vertraut gewordene Haltung bzw. Fehlhaltung.

Körper, Seele und Geist

Ganz anders verhält es sich mit Bewegungen. Unsere Motorik können wir nämlich jederzeit und überall so steuern, dass wir aus ungünstigen, schwächenden Mustern herausfinden und so in die Kraft oder auf neue Gedanken kommen. Diese Veränderungen setzen zeitnah ein und wirken deshalb auf die Belohnungszentren im Hirn. Und das bedeutet: Die neuen Bewegungen halten sich, sie verebben nicht sofort wieder, sondern sie verstärken sich gegenseitig und werden zum neuen Muster.
Die neuen Erkenntnisse über die fundamentale Bedeutung des Körpers für unser Denken, Fühlen und Handeln führen auch zu neuen Bewertungen der Körpertherapie. Der Psychotherapeut Dr. Christian Gottwald, München, der zusammen mit dem Göttinger Neurobiologen Professor Gerald Hüther 2006 und 2008 die ersten Kongresse »Gehirn und Körper« ins Leben rief, formuliert diesen Zusammenhang so: »Menschen sind eine Einheit von Körper, Seele und Geist. Jede dieser Ebenen ist absolut und in jedem Moment untrennbar mit den anderen verbunden. Gleichzeitig kann von jeder dieser Ebenen Einfluss auf die anderen und auf unser Erleben und Verhalten ausgeübt werden … Es ist inzwischen eindeutig, wie in jedem Moment die verschiedenen Ebenen von Körper, Seele und Geist untrennbar eine affektiv-sensomotorische Einheit bilden und das Erleben und Verhalten und sogar das Denken bestimmen.«
Professor Gerald Hüther sagte zum gleichen Thema beim Kongress im Frühjahr 2008: »Körpertherapie ist es immer dann, wenn man einen anderen Menschen in eine Körpererfahrung hineinbringen kann, die er selbst aktiv macht. Von gelungener Körpertherapie kann man überall dort sprechen, wo der Mensch sich wieder selbst als wirksam erlebt, als einer, der seinen Körper als Instrument spielen kann, der sich in diesem Körper plötzlich wieder wohlfühlt und ihn als Verbündeten begreift. Und der auch das Unbewusste wieder nutzen kann und sich nicht immer dagegen wehren muss. Und ich kann Ihnen versprechen, es wird in Zukunft keinen mehr geben, der irgendeine Form von Therapie machen kann, ohne dass er auf diese Weise den Körper des Patienten bzw. Klienten mit einbezieht. Die nackte Geistestherapie, die können Sie vergessen, die gibt es überhaupt nicht. Die ist ein Hirngespinst, deshalb funktioniert sie meistens auch nicht.« Unseren Körper als Verbün-

deten zu gewinnen, um ihn als Instrument zu nutzen – das ist der Weg zum gefühlten »Ich habe immer die Wahl!«.
Wenn wir heute das Körpergefühl als Ressource begreifen, als Antriebskraft für die geistige, emotionale und spirituelle Weiterentwicklung, dann markiert dies eine dramatische Abkehr von der seit Jahrhunderten herrschenden Vorstellung, die den Körper als Maschine, als notwendiges Übel verstand, also als niedere Instanz, die sich der Verstandeskraft zu unterwerfen habe. In manchen Bereichen der Arbeitswelt existiert diese Ideologie zwar weiter, aber die Gegenbewegung, wird immer stärker. Millionen Menschen kommen in Bewegung und es werden immer mehr. Sie recken und strecken sich, sie tanzen und laufen heraus aus ihrem unbewussten, bequemen oder stagnierenden Leben, um frei zu atmen, sich zu fühlen und auf neue Gedanken zu kommen.
Es ist natürlich Ihre Entscheidung, wenn Sie Ihren Organismus wie eine Maschine nutzen, die für eine Weile reibungslos funktioniert, nur ab und an mal repariert werden muss – bis sie schließlich entsorgt wird. Nur, erwarten Sie keinen Dank dafür. Auch in Ihrem Unternehmen, dem Sie sich jetzt so aufopferungsvoll zur Verfügung stellen, sind Sie irgendwann schnell vergessen. Sie aber fühlen sich schon in jüngeren Jahren psychisch ausgebrannt, schlagen sich mit Dauerschmerzen herum und haben wenig Lust auf Zukunft. Wenn Sie sich auch nur ansatzweise in dieser Beschreibung wiederfinden, dann sollten Sie jetzt die Bremse ziehen und in eine andere Richtung gehen! Warten Sie nicht so lange wie Lars Riedel.

Den Körper bis zum bitteren Ende ausnutzen?

Während ich an diesem Buch arbeitete, las ich die Nachricht, dass der Diskuswerfer Lars Riedel seinen Rücktritt vom Sport bekannt gab. Als zigfacher Weltmeister und Olympiasieger kann er sich wegen dauerhafter Rückenschmerzen nicht mehr richtig bewegen. In einem Interview wird er gefragt, ob er sich zu lange für seinen »Sport« gequält hätte. Nein, war die Antwort. Er hätte zwar schon vor einigen Jahren drangedacht, weil er große gesundheitliche Probleme hatte. Er wollte aber erst dann aufhören, wenn sein Körper absolut nicht mehr könne oder er es nicht mehr schaffe, eine Medaille zu gewinnen.

Lars Riedel will jetzt seine Sicht der Dinge als Managementtrainer verbreiten. Bleibt zu wünschen, dass man ihm die Frage stellt, ob er noch Freude hat an den Pokalen in der Vitrine, wenn jeder Tag mit Rückenschmerzen beginnt und endet.

Kapitel 2

Wege aus dem Stress

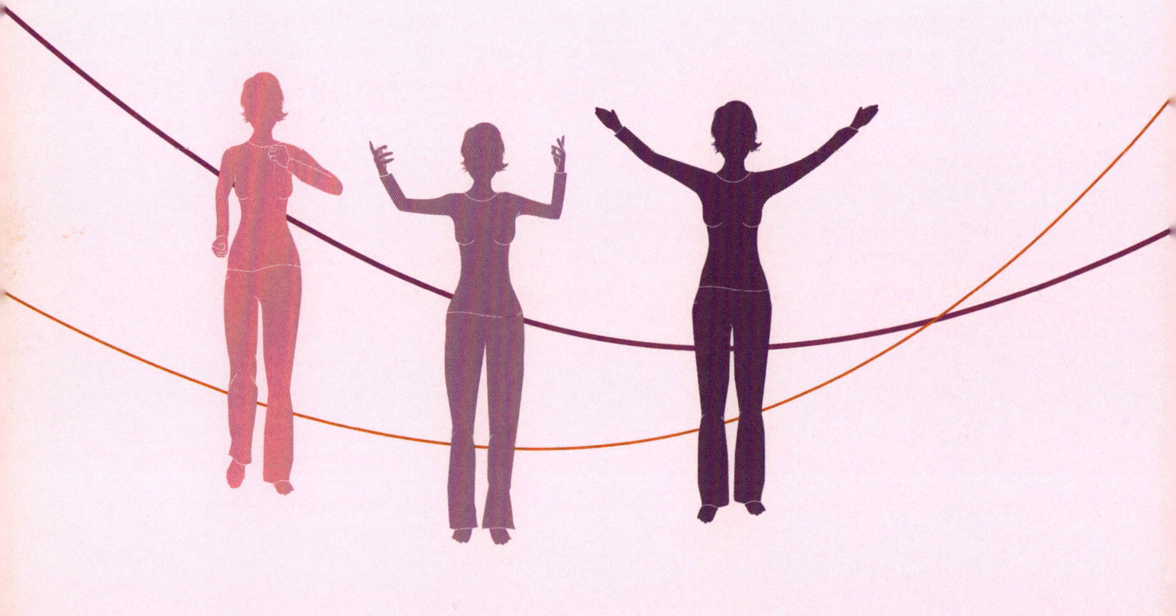

Jeder Stress beginnt ganz klein

Wir alle verfügen über die Möglichkeit, Stress und andere Herausforderungen zu bewältigen und durch diese Erfahrungen innerlich zu wachsen und stärker zu werden. Das ganze Leben ist ein Lernprozess, und die Erfahrung, mit Stress auf eine offensive Weise fertig zu werden und dabei neue Möglichkeiten zu entfalten, ist eine ganz besonders wichtige Lernerfahrung.

Vom Stressmoment zum Dauerstress

Stress ist heute ein Riesenproblem, und es sieht so aus, als würden langsam auch die letzten behaglichen Inseln vom Geist der Hetze und der Nervosität heimgesucht. Gerda Boyesen, eine der Großen in der Geschichte der Psychologie und meine wichtigste Lehrerin, nannte diese Entwicklung schon vor 35 Jahren hellsichtig »die Pest der modernen Zeit. Sie breitet sich aus, lange Zeit unsichtbar, aber sie macht vor niemandem Halt, der sich nicht zu schützen weiß.«

Stress tritt dann auf, wenn wir uns zu weit von uns selbst entfernt haben. Von unseren Bedürfnissen, Talenten und Träumen. Wenn Lust oder Liebe – oder beides – zu kurz kommen. Wenn wir nicht immer wieder stolz sind auf uns selbst und ohne rechten Sinn und ohne persönliche Ziele dahinleben.

Es gibt jedenfalls viele falsche Arrangements, und wir überstehen sie auch erstaunlich lange. Irgendwann aber kommt das Signal: »Stopp! Schau dir dein Leben an! Wie soll es weitergehen?« Warum ist es so? Sind es tatsächlich nur und vor allem die vielzitierten äußeren Gründe? Der wachsende Druck, unter dem Menschen ganz zwangsläufig zu Konkurrenten werden müssen, die Priorität des Geldes in fast allen Lebensbereichen. Ausbeutung, Benachteiligung, unsichere Zukunft? Dazu kommen der Niedergang der Familie als der haltgebenden Basis, unsere Vereinzelung und eine anonymer werdende Welt? Aber: Fast überall auf dem Globus ist das Leben wesentlich beschwerlicher, gefährlicher, unsicherer, entbehrungsreicher und bedrohter als bei uns.

Der Blick zurück

Wenn wir in die Vergangenheit unseres Landes, in die unmittelbare Nachkriegszeit, blicken, so ist es noch gar nicht so lange her, dass Menschen froren und hungerten, in Behelfsheimen wohnten, zu Fuß oder, wenn sie Glück hatten, mit dem Fahrrad lange Wege zurücklegten, um irgendwo arbeiten zu können. Dazu kamen die sozialen Katastrophen, die verlorenen, vermissten, kranken, traumatisierten Ehemänner und viele andere Schrecklichkeiten mehr. Und dennoch kommen wissenschaftliche Untersuchungen zu dem Ergebnis, dass die Menschen damals zufriedener mit sich und ihrem Leben waren als heute. Die Jahre waren hart und entbehrungsreich, aber die Menschen waren glücklich. Jedenfalls glücklicher als heute. Was sind die Gründe, welche Mechanismen sind hier wirksam?

Die Wirkung von Stress

Stress war lange Zeit so etwas wie ein Gütesiegel, und viele glaubten, es sich gar nicht leisten zu können, keinen Stress zu haben. »Wer wichtig ist, der hat auch Stress.« Oder umgekehrt: »Ich bin total im Stress, also bin ich wichtig.« Manche brauchten Stress zur eigenen Orientierung: »Nur, wenn ich abends fix und fertig bin, hab ich das Gefühl, genug getan und geschafft zu haben.« Diese Zeiten sind vorbei. Inzwischen hat es sich herumgesprochen, wie gefährlich Stress für uns wirklich ist.

Stress macht alt

Anhaltender Stress macht müde, erfolglos, krank und unzufrieden. Das ist allgemein bekannt – und wird verdrängt. Aber wussten Sie schon, dass Stress auch »alt, hässlich und fett« macht? So jedenfalls fasste Nina Ruge vor noch gar nicht langer Zeit das Ergebnis einer ZDF-Expertenrunde zusammen. Der vorzeitige Alterungsprozess hat ganz wesentlich mit dem Hormon Cortisol zu tun, das bei jeder Stressreaktion ausgeschüttet wird, sich aber bei chronischem Stress nicht mehr richtig abbaut. Und das hat im wahrsten Sinne des Wortes »unschöne« Folgen: müde, schlaffe und unreine Haut, Ringe unter den Augen, stumpfe Haare und jede Menge »Hüftgold«. Denn: Entgegen landläufiger Meinung macht Stress nicht etwa dünn, sondern lässt im Gegenteil die Pfunde besonders kräftig steigen, da die Cortisolausschüttung unseren Fettstoffwechsel verändert. Und wir essen viel mehr als erforderlich – übrigens ein Relikt aus der »Urmenschenzeit«, als das Notfallsignal »Stress« vor allem Nahrungsmangel signalisierte.

Sich richtig jung zu fühlen – und möglichst auch so auszusehen, Optimismus und Dynamik auszustrahlen und attraktiv zu bleiben: Wer will das nicht? Unter Stress aber kann es nicht gelingen.

Wer sich also die Aura von Jugend, Dynamik und Attraktivität bewahren will, der schafft dies am ehesten, indem er sich um seinen Cortisolabbau kümmert. Es gibt keinen wirksameren Jungbrunnen.

Stress schädigt das Gehirn

Auf diese Formel bringt es Professor Manfred Spitzer, Psychiater und als Hirnforscher vor allem Experte für das Thema Lernen. Andauernder Stress greift stark in die Gehirnstrukturen ein. Durch entsprechende Erregungsprozesse werden, besonders im Frontalhirn, wichtige Leistungen blockiert. Alle Funktionen, die mit Lernen, kreativen Tätigkeiten und Konzentration zu tun haben, werden schwer beeinträchtigt. Also wundern Sie sich nicht, wenn Sie nicht flüssig formulieren und Zusammenhänge nicht verstehen können. Auch nachlassendes Erinnerungsvermögen und Motivationslöcher haben ihre Ursache im gestressten Hirn. Aber keine Angst: Alles kommt wieder zurück. Dann jedenfalls, wenn Sie sich endlich von Ihrem Druck entlasten.

Stress macht erfolglos

Stress macht die Gedanken eng – und das führt dazu, dass wir uns bestimmte Dinge gar nicht mehr zutrauen. Entsprechende Misserfolgserlebnisse sind die Folge und am Ende die berüchtigten negativen Autosuggestionen: »Ich kann es nicht schaffen. Ich bin nicht gut genug. Ich gehöre nicht mehr richtig dazu. Alles wird schlimmer. Es wird nicht gut enden.« Oder auch: »Mit 50 beginnt das Bandscheibenvorfallalter!« Wenn die phantasierten Folgen dann tatsächlich in der Realität eintreten, ist das eine gewaltige Bestätigung für die pessimistische Sicht der Dinge. Dann beginnt sich das Leben irgendwann nur noch um die eigene Achse zu drehen – und wir drehen uns mit. Vielleicht kennen Sie auch solche Zeiten, in denen Sie sich auf eine seltsame Weise in sich selbst gefangen fühlen und einfach nicht herauskommen aus solchen Stressgedanken, wie oben beschrieben? Zeiten der Mutlosigkeit und Niedergeschlagenheit, in denen alles, was nicht zu dieser Stimmung passt, Ihnen irgendwie fremd erscheint. Auch das ist häufig die Folge von Stress. Aber auch in diesem Fall ist der Ausstieg aus dem Teufelskreis möglich, wenn wir verstehen und durchschauen, was passiert, und das Umschalten lernen.

Wie »Stress« zum Schwerpunkt meiner Arbeit wurde

Warum haben diese Menschen Stress? Das fragte ich mich, als ich nach dem Studium in einer Erziehungs- und Lebensberatungsstelle im sogenannten »Speckgürtel« von Hamburg arbeitete. Hier wohnen wohlhabende Menschen in schönen Häusern. Die Männer hatten gutbezahlte Jobs, ihre Frauen erhielten jede denkbare Unterstützung und hatten viel Zeit für sich. Aber gerade diese gutsituierten, in größter Sicherheit lebenden Frauen suchten unsere Beratungsstelle auf, klagten über Stress. Diese irritierende Erfahrung war ein wesentlicher Auslöser.

Durch jahrzehntelange Erfahrungen mit sehr unterschiedlichen Menschen und allen denkbaren Stressstörungen habe ich die Überzeugung gewonnen: Sicher gibt es äußere Faktoren, die die Entstehung von Stress begünstigen. Letztlich aber entsteht und wächst alles im eigenen Inneren.

Stress verursacht Diabetes

Das hat vorher niemand vermutet. Professor Peter Nawroth, Ärztlicher Direktor der Abteilung für Endokrinologie und Stoffwechsel an der Medizinischen Universitätsklinik Heidelberg, konnte erstmalig die komplette Stresskettenreaktion von der Anspannung über die Hormonausschüttung bis zu molekularen Veränderungen im Zellkern aufzeigen. Stress bzw. Anspannung wirkt danach direkt bis in die Molekularstruktur des Zellkerns und aktiviert dort das Schlüsselmolekül NF, das eine große Rolle bei Entzündungsprozessen und Erkrankungen wie Herzinfarkt, Schlaganfall und Diabetes und dem Altern spielt. Stress ist deren »gemeinsamer Nenner«, so Nawroth.

Was ist Stress eigentlich?

Was genau meinen wir, wenn wir von Stress sprechen? Nicht gemeint sind jedenfalls die Ermüdung und der Rückschmerz, die Sie überkommen, wenn Sie einmal nicht nur den Rasen gemäht, sondern gleich auch noch die Gartenhecke geschnitten haben. Oder wenn Sie sich nach einem langen Arbeitstag erschöpft fühlen und auf das nächste Sofa fallen – auch das ist ebenso wenig Distress wie die Nervosität vor einem Auftritt oder die Anspannung in einem schwierigen Meeting. Stress ist zunächst einmal definiert als eine Anpassungsreaktion unseres Körpers auf alles, was seine Balance stört. Insofern gibt es kein »stressfreies« Leben. »Wer keinen Stress hat, der ist tot«, hat der Unternehmensberater Ferry Fischer einmal gesagt. Die Psychologie weiß: Stress entsteht erst durch Ihre Einschätzung und Interpretation einer Situation, eines Ereignisses oder einer Anforderung. Man kann dem Stress durchaus Positives abgewinnen, wenn es sich um den sogenannten »Eustress« (von griechisch »eu« für gut) handelt. Der gibt uns den notwendigen »Kick« in Situationen, wo es darauf ankommt, er steigert unsere Leistungsfähigkeit und kann sogar lebensrettend sein. Wir haben dann mit natürlichen Ermüdungs- oder Erregungserscheinungen zu tun und fühlen uns nach einer entsprechenden Pause wieder ausgeglichen und gut.

Nicht so beim Distress, dem negativen Stress – und um den geht es uns in diesem Buch. Hier besteht – allgemein formuliert – ein Missverhältnis zwischen den Anforderungen oder auch »Störsignalen« einerseits und den zur Verfügung stehenden Bewältigungsmöglichkeiten andererseits.

Hier verbleibt der Druck im Körper, der Organismus reguliert sich nicht mehr zeitnah, er verliert seine Regenerationsfähigkeit. Man kann also sagen, dass wir dann unter Stress leiden, wenn der Organismus die Fähigkeit verliert, äußere Einwirkungen (z. B. der ungeduldig fordernde Chef) und/oder innere Prozesse (z. B. die eigenen belastenden Gedanken) so zu verarbeiten, dass keine Rückstände in Form negativer Gefühle und/oder Gedanken verbleiben.

Dieser Prozess der Verarbeitung, der Verdauung und des Lernens aus den entspre-

chenden Erfahrungen wird als »organismische Selbstregulation« bezeichnet. Wenn diese funktioniert, dann kann uns so schnell nichts nachhaltig erschüttern. Natürlich fühlen wir uns auch mal schlecht oder unter Druck, aber diese Zustände fließen wieder ab, sie gehen, wie sie gekommen sind. Anders ist es, wenn die innere Verarbeitung nicht mehr klappt. Dann gelingt das Abschalten nicht mehr so leicht, dann fühlen wir uns auf eine unangenehme Weise belastet und bedrückt. Die Kräfte verbrauchen sich, und der Körper wird schwerfällig.
Wenn dann die bekannten Symptome auftauchen, die Stimmung verflacht und die Konzentration schwindet, wenn sich die Gedanken verdunkeln und Schmerzen sich festsetzen, im Rücken, in den Gelenken, im Nacken etwa – dann befinden wir uns mitten drin im Stressprozess.

Ein schleichender Prozess ...

Nun werden die scheinbar harmlosen Anspannungen zum inneren Bremser unserer Motorik. Und das hat Folgen. Die natürlichen kleinen, unbewussten Bewegungen, mit denen sich der Organismus normalerweise von Druck befreit bzw. neu stärkt, diese Ausgleichsbewegungen werden schwächer und erlahmen schließlich.

Wir bewegen uns dann weniger und zunehmend eingeengt, abrupt, mechanisch. Unmerklich und fortlaufend geht innere Dynamik verloren.

Die Stressschraube

Ständig gestresste Menschen überschätzen ihre Kraftreserven. Stress beginnt immer mit kleinen Signalen, sowohl auf der gedanklichen als auch auf der emotionalen und körperlichen Ebene. Wir werden nie von Stressprozessen überrollt, sie bauen sich vielmehr langsam auf. Es beginnt mit leichten muskulären Verspannungen. Wir bemerken sie kaum. Ein milder Schmerz im Rücken etwa, der sich aber einige Stunden hält, oder ein leichter, aber unbequemer Druck in der Brust, ein Ziehen im Bauch. Meistens übergehen wir derartige kleine Störungen und trinken notfalls ein Glas mehr. Aber unser Körper gibt nicht auf, er meldet sich wieder – und stärker –, und irgendwann ist der Zustand erreicht, in dem die Stressspannungen spürbar in die Psychomotorik des Organismus eingreifen. Die Motorik aber steuert unsere Lebensenergie! Und wenn sich die Motorik nicht mehr frei entfaltet, wenn also das Wechselspiel zwischen An- und Entspannung gestört ist, dann schlägt das auf die Atmung und auf andere Bereiche des Nervensystems durch. Das freie Fließen, das uns an guten Tagen beflügelt, es scheint eingesperrt zu sein. Die Auswirkungen lassen nicht lange auf sich warten. Wenn der Flow zum Erliegen kommt, dann erleben wir es so, als hätten wir immer weniger Energie zur Verfügung. Die Gedanken bleiben stecken, drehen sich im Kreis. Konzentration und Motivation lassen nach, Kleinigkeiten bereiten plötzlich Schwierigkeiten. Der Akku scheint sich zu entleeren. Jetzt sind wir alarmiert, so kann es nicht weitergehen! Also steigern wir die Anstrengungen, rufen uns selbst zur Ordnung, beißen die Zähne zusammen und machen weiter. Es ist so, als ob wir eine Schraube anziehen würden – stärker und immer noch ein bisschen stärker. Bis sie sich nicht mehr bewegt, bis sie schließlich festsitzt. Mit all unserer Anstrengungen kommen wir nicht mehr weiter. Denn wenn die Quelle versiegt, wird auch die stärkste Pumpe nutzlos:

Der Organismus hat seine Belastungsgrenzen erreicht! Er kann nun nicht mehr regenerieren, der innere Druck löst sich nicht mehr von allein, und er wird manchmal so stark, dass wir an ihm zu ersticken oder zu erstarren glauben.

In diesem Zustand ist die Lebensenergie eingeklemmt. Sie kann das Innenleben nicht mehr regulieren und fließt nicht mehr als verbindendes Medium zwischen Bauch, Herz und Gehirn. Deshalb fangen wir an, eigenartig zu denken und zu fühlen. Jetzt können alle möglichen Störungen und Symptome in den Vordergrund treten: Spannungsschmerzen und Müdigkeit, Schlafstörungen, schlappes Immunsystem, Gedankensucht, negative Reaktionsmuster, Selbstwertkrisen – bis hin zu Ängsten, Panikattacken und Burn-out.

In der Stressfalle sitzen

Wer friert, der zieht sich wärmer an oder dreht die Heizung hoch. Mit Rückenschmerzen konsultiert man den Hausarzt, danach den Orthopäden und landet schließlich beim Muskelaufbautraining oder beim Physiotherapeuten. Wer abnehmen will, versucht es mit irgendeiner Diät oder macht mehr Sport. Was aber tun Sie, wenn Sie plötzlich nicht mehr richtig schlafen können und der Druck im Bauch oder in der Brust immer wieder kommt? Wenn Sie sich von Tag zu Tag angespannter fühlen und diese Spannungen nicht mehr loswerden? Wenn Sie nicht mehr abschalten können, sich immer seltener so richtig fit und froh fühlen – und sich irgendwann gar nicht mehr spüren?
Dann haben Sie offensichtlich mit Stress zu tun. Und nun? Der Arzt wird Ihnen empfehlen, »kürzerzutreten«. Vielleicht verschreibt er etwas »zur Beruhigung«, bestenfalls verweist er auf Autogenes Training oder Yoga. Andere werden Ihnen raten, eine »Auszeit« zu nehmen, »einfach mehr Gelassenheit« an den Tag zu legen, die Ernährung umzustellen, häufiger Urlaub zu machen, mehr Sport zu treiben, weniger zu arbeiten, sich nicht mehr alles gefallen zu lassen, »einfach positiver zu denken« etc. Menschen mit Stressproble-

men hören sehr viele Ratschläge, mehr als genug. In der Regel sind es »Du-musst-Botschaften«: »Du musst dein Leben ändern! Du musst endlich was für dich tun! Du musst …, du musst …!« Gut gemeint vielleicht, aber meistens sinnlos. Diese Rezepte greifen entweder nicht tief genug oder gehen an der Alltagsrealität vorbei. Oder beides.

Stress ist eine Botschaft an Sie

Wer in der Stressfalle sitzt, der ist ganz und gar mit dem Bemühen ausgefüllt, erst einmal irgendwie über die Runden zu kommen. Wie sollen sich ausgerechnet jetzt die Energie und Motivation entwickeln können, Grundlegendes im Leben zu verändern? Das klappt nicht einmal ansatzweise. Umfragen ergeben, dass die meisten Ärzte das Autogene Training immer noch als die wirkungsvollste Methode zur Stressbewältigung ansehen. Wie vor 70 Jahren, so, als hätten die psychologische, medizinische und vor allem die neurobiologische Forschung mit ihrer rasanten Entwicklung einen großen Bogen um dieses Thema gemacht. Tatsächlich aber ist das Gegenteil der Fall: Wie sich Stressspannungen aufbauen, wie sie sich ausweiten, vertiefen und richtiggehend im Organismus einnisten können, darüber gibt es inzwischen viele detaillierte Erkenntnisse und kaum noch Unklarheiten. Am Wissen über den Stress mangelt es also nicht.
Dass man z. B. kurze Phasen von Stress, akutem Stress, meist problemlos bewältigt. Und dass es, wenn der Stresszustand jedoch über lange Zeit anhält, im schlimmsten Fall zum Burn-out-Syndrom kommen kann. Eigenartigerweise fehlen aber moderne Methoden, die dieses Wissen alltagstauglich und nachhaltig wirksam umsetzen. Da hat es der Patient mit Rückenbeschwerden eben leichter. Er findet an jeder Straßenecke ein Studio, das nach den modernsten Heilprinzipien arbeitet. Also sollten wir Stressgeplagten das Heft selbst in die Hand nehmen. Das erspart uns Zeit, mannigfaltige Frustration und auch eine Menge Geld.
Stress ist keine Krankheit, sondern eine Botschaft. Deshalb sollte am Anfang Ihres Weges aus dem Stress eine Umbewertung stehen: Betrachten Sie Stress nicht als eine feindliche Macht, die es mit allen Mitteln zu bekämpfen gilt, sondern, ganz im Gegenteil, als eine sehr gesunde und hilfreiche Reaktion Ihres Organismus.

Stresssignale als Chance erkennen

Natürlich fällt es in der akuten Situation schwer, Müdigkeit, Druck in der Brust, Schweißausbrüche oder Gedächtnislücken dankend als hilfreiche Signale anzunehmen. Aber genau das sind sie. Sie bieten uns die Chance innezuhalten, uns nach den Ursachen zu fragen und wieder mehr aus unserem Leben zu machen. Schon deshalb ist Stressbewältigung viel mehr als nur Entspannung, nämlich immer auch innere Aufrichtung und die Besinnung auf das, was wirklich wichtig ist und was noch wichtig werden soll im Leben eines jeden Einzelnen. Das hört sich vielleicht etwas kompliziert an. In Wirklichkeit ist es aber ganz einfach, denn es geht nur darum, das

Leben wieder in Schwingung zu versetzen. Und eine Richtung zu finden, in die sich das neu angeregte Leben bewegen kann, ein positives Ziel, das wir uns auch in schwierigen Situationen vor Augen halten können. Dieses Grundprinzip, dass nichts uns so sehr im Leben hält und mit Zuversicht nach vorn gehen lässt wie das Bewusstsein, etwas Sinnvolles vor sich zu haben, hat unter unvergleichlich schrecklichen Bedingungen, nämlich 1942 im Ghetto Theresienstadt, der Psychologe Viktor Frankl so ausgedrückt:

> *Es gibt nichts auf der Welt, das einen Menschen so sehr befähigte, äußere Schwierigkeiten oder innere Beschwerden zu überwinden, als das Bewusstsein, eine Aufgabe im Leben zu haben.*

Die Rossini-Methode wird Sie zuverlässig auf diesen Weg bringen, und Sie werden wahrscheinlich irgendwann erstaunt feststellen, wie sich das Problem Stress aus Ihrem Alltag verabschiedet und dafür andere, lohnendere Themen an die Oberfläche treten. Lebensfragen wie z. B. »Was erwarte ich von meinem Leben, was wünsche ich mir? Wohin soll meine Reise gehen, und welches können die nächsten Schritte sein? Wie schaffe ich es, die Energie und den Mut dafür aufzubringen?«
Der Veränderungsprozess vollzieht sich nicht über Nacht, auch nicht mit der Rossini-Methode. Aber je häufiger Sie die Musikbewegungen dieser Methode trainieren, desto weiter werden Sie kommen, körperlich, emotional, mental und spirituell.

Die Macht der Gewohnheit

Woran liegt es, dass es meistens nicht klappt mit den Veränderungen? Dass wir letztlich doch in unseren vertrauten Mustern verbleiben, immer wieder zurückfallen in alte Gewohnheiten, Denk- und Verhaltensweisen?
Die Neurowissenschaften helfen uns heute bei der Beantwortung dieser Frage. Die neue Technik der bildgebenden Verfahren macht es möglich, dass uns die Hirnforscher sozusagen beim Denken zuschauen. Was wir denken, bleibt zum Glück noch immer unser Geheimnis! Aber es können gewisse Aktivitäten des Gehirns relativ genau beobachtet und dokumentiert werden. Das Ergebnis sind Erkenntnisse, die sehr klare Wege aufzeigen. Und häufig sind es solche, die dem »gesunden Menschenverstand« recht nahestehen, die altem Wissen entsprechen. Zu unserem Thema passt z. B. Großmutters bewährter Spruch: »Sich regen bringt Segen.« Um die Weisheit dieses Satzes ganz zu erfassen, sollten wir zunächst noch einmal einen Blick auf die Muster werfen. Wie entstehen sie, und was verändert sie? Professor Hüthers Bild einer Wiese eignet sich dazu: Stellen wir uns vor, am anderen Ende dieser Wiese, die mit hohem Gras und Disteln bewachsen

ist, steht ein Apfelbaum. Nun wird es September, und die süßen Früchte werden reif und locken. Der erste Apfelpflücker wird beim mühsamen Überqueren der Wiese eine Spur im Gras hinterlassen. Der zweite Apfelpflücker nun sieht die dichtbewachsene Wiese und den vorgetretenen Pfad und wird diesem natürlich folgen. So erspart er sich Mühe, und möglicherweise werden seine Schuhe nicht ganz so nass wie die seines Vorgängers. Auch alle folgenden Apfelpflücker werden diesen Weg wählen, der sich mit jedem Nutzer verbreitert, verfestigt und einladender wird. Niemand wird auf die Idee kommen, einen Extrapfad zu bahnen. Warum sollte er auch? So, sagt Hüther, funktioniert unser Gehirn, so entstehen Gewohnheiten und Muster. Die jeweiligen Reize werden von den Sinnesorganen, z. B. vom Auge über den Sehnerv, an das Gehirn geleitet und erzeugen dort elektrische Aktivitäten. Jedes Ereignis auf seine Weise. Wie es weitergeht, beschreibt Professor Manfred Spitzer: »Jetzt kommt das Entscheidende. Was sich in einem Gehirn oft genug zugetragen hat, wird zur gehirninternen Gewohnheit und läuft immer leichter auf dieselbe Weise ab. Was man oft genug gehört hat, kann man auswendig. Eine oft wiederholte komplizierte Bewegung läuft automatisch ab.« Diese gelernten Gehirnzustände werden landläufig auch als Muster bezeichnet. Es sind komplexe neuronale Verschaltungen im Hirn, die mehr oder weniger stabil sind. Was kommt dann? Es ist nicht so, wie es lange Zeit vermutet wurde, dass diese Verschaltungen direkt unsere Denkprozesse steuern – uns gewissermaßen Worte und Sätze in den Mund diktieren. Vielmehr entstehen Vorstellungsbilder. Das Gehirn produziert akustische und visuelle innere Bilder, die wie ganz kurze Filme vor dem inneren Auge ablaufen. Diese Vorstellungsbilder nun, die von bestimmten Ereignissen (Reizen) ausgelöst werden, machen den Hauptinhalt unserer Gedanken aus, und sie sind immer auch mit Gefühlen verbunden. Das jedenfalls behauptet Antonio Damasio, Professor für Neurologie und Psychologie an der University of Southern California in seinem Buch »Descartes' Irrtum. Fühlen, Denken und das menschliche Gehirn« (1994).

Auf der Bühne unseres seelischen Erlebens erscheinen in bunter Folge Sinneserlebnisse, Erinnerungsbilder, Vorstellungen und Gefühle. Meine typische Art zu denken ist visuell und motorisch.

Das sagt nun nicht Manfred Spitzer und auch nicht Antonio Damasio, sondern hier treffen die beiden – sozusagen in einer imaginären Talkshow – überraschenderweise auf Albert Einstein. Der dies bereits rund 80 Jahre vorher geschrieben hat! Was sagt uns dieses Zitat? Es beschreibt nichts Geringeres als die Einheit von Körper, Geist und Seele. Und die für die damalige Zeit überaus erstaunliche Erkenntnis, dass Denken nicht allein im Kopf stattfindet, sondern im ganzen Körper.

Der Wille allein versetzt keine Berge

Ähnlich wie unser Geschichtsverständnis manchmal sehr einseitige, reduzierte Vorstellungen aufweist, so ist es auch mit bestimmten Lehrsätzen in den Humanwissenschaften. Jeder Gedanke ist gleichzeitig auch ein Gefühl. Und: Jedes Gefühl ist gleichzeitig eine Körperreaktion, eine innere oder äußere Bewegung. Also sind Verstand, Gefühl und Motorik tatsächlich funktionell miteinander verbunden. Wie schon von Einstein behauptet. Das ist die Erkenntnis, die vor wenigen Jahren eigentlich ganze Lehrgebäude der Medizin, der Psychologie und Psychotherapie ins Wanken hätte bringen müssen. Was aber nicht wirklich passierte, denn die Beharrungskräfte sind hier besonders ausgeprägt. Dabei eröffnet diese Erkenntnis ganz neue Sichtweisen auf die Entwicklung menschlichen Verhaltens und natürlich auch auf Einflussmöglichkeiten. Es bleibt festzustellen, dass die vielerorts propagierte Dominanz des Willens ebenso ein Irrweg ist wie die Vergötterung des körperlichen Wohlbefindens. »Wo ein Wille ist, da ist auch ein Weg« – stimmt so nicht! Und »Fühle dich wohl, und alles wird gut!« stimmt so auch nicht! Sondern: Beides gehört zusammen, und es ist der große Verdienst der Neurowissenschaften, dies nicht nur erkannt zu haben, sondern auch belegen zu können. Dazu der Neurobiologe Professor Gerald Hüther: »So betrachtet, müssten wir eigentlich nur wiederfinden, was wir verloren haben, damit sich unser Gehirn verändert. Durch ›Umdenken‹ lässt sich das nicht erreichen. Durch ›Umfühlen‹ auch nicht, und ebenso wenig, indem man etwas ›einfach nur ganz anders‹ macht. Wir müssten einander einladen, eine neue, d.h. eigentlich eine alte, eine ganzheitliche Erfahrung zu machen: dass es Momente gibt, die man erleben kann, in denen das Denken, das Fühlen und das Handeln nicht mehr voneinander zu trennen sind.«

Das Erfolgsrezept

Neue Erfahrungen machen und sich damit solche Momente schaffen, in denen wir an alte positive Erfahrungen anknüpfen können: Das ist – in einem einfachen Satz beschrieben – der Weg und das Erfolgsrezept der Rossini-Methode, die sich damit auf Antonio Damasios Konzept der »somatischen Marker« bezieht. Aber dazu kommen wir später. Hier interessieren uns zunächst die neuen Erfahrungen, die Hüther anspricht. Nur mit neuen Erfahrungen – und zwar solchen, die »unter die Haut gehen«, können neue Muster im Gehirn entstehen. Ohne solche neue Erfahrungen – d.h. in der Terminologie der Hirnforscher ohne neue Verschaltungen – gibt es keine Veränderungen. Nun wird auch klar, warum alle Ansätze, die einseitig auf Entspannung setzen, nicht wirklich helfen: Das Gegenteil von »Ich bin im Stress« ist eben nicht »Ich bin total entspannt«, sondern: »Was auch immer passiert, ich werde es schaffen.« Und: »Ich habe die Wahl.« Stress ist meistens gefühlte Hilflosigkeit. Und diese Empfindung ändert sich nicht dadurch, dass wir uns auf die Couch, vors Fernsehen oder an den Strand legen oder auf andere Weise versuchen, »einfach nur zu entspannen«. Das hilft kurzzeitig und ist sicher auch sinnvoll in Situationen großer Erschöpfung. Aber dann wird es Zeit, die Couch wieder zu verlassen, denn: Was wir wirklich brauchen, ist die Erfahrung, das Leben packen zu können, Schwierigkeiten zu meistern und Dirigent unseres eigenen Lebens zu sein. Und so auch immer unabhängiger zu werden von einschränkenden Gedanken.

Rein ins volle Leben, statt rauf aufs Sofa

Deswegen muss Stress offensiv angegangen werden, da helfen keine Wattebäuschchen und auch kein Antistresssessel, auch wenn er über 6000 Euro kostet. Das gilt auch für die Schonraumstrategie. Nach dem Motto »Ich beschütze meinen reinen Geist« wird der Kontakt mit »negativen« Menschen gemieden, und schlechte Nachrichten aus Presse, Funk und Fernsehen werden nicht ins Haus gelassen. Versuchen Sie es gar nicht erst damit, diese selbstgewählte Isolation macht wunderlich und sehr einsam. Und das ist auch Stress! Dann gibt es noch die »Gurus«, die uns Unsinn erzählen wie: »Es gibt gar keinen Stress, es ist alles Einbildung, Illusion. Es ist nur dein Kopf, der dir Stress macht – und du gibst deinem Kopf zu viel Macht. Das ist dein wahres Problem. Also lass alles los, denke an nichts, und lebe im Hier und Jetzt.« Allerdings wird nicht verraten, wie man das machen soll. Einen praktikablen Ratschlag wird es auch nie geben, denn neurobiologisch gesehen, ist ein »Sein im Augenblick« gar nicht möglich. In jeder Regung sind Vergangenheit und Zukunft gleichermaßen verknüpft. Stress hinterlässt tiefe Spuren im Gehirn, im Bauchhirn und anderen Teilen des Nervensystems. Und sie vertiefen sich mit jeder Wiederholung. Diese Muster haben schon eine lange, unbewusste Geschichte in Ihnen, sie sind Teil Ihrer Persönlichkeit. Wenn sie, durch äußere oder innere Einflüsse, wieder in den Vordergrund treten, dann werden sie sich nicht so ohne Weiteres wieder verabschieden. Das weiß jeder, der dem Stress entfliehen will, in den Urlaub geht und bei der Rückkehr die betrübliche Erfahrung macht, dass in kurzer Zeit die alten Anspannungen wieder voll erblüht sind. Wir können unseren eigenen Stressmustern nicht entfliehen, wir müssen sie verändern! Vor Druck, Hetze, Niederlagen, Auseinandersetzungen und anderen Aspekten des bewegten Lebens kann man sich nicht wirklich schützen.

Wäre das Leben ein Kinderspiel, würden wir es nie richtig ausschöpfen und dabei erleben können, mit welchen enormen Kräften uns die Natur ausgestattet hat.

Und zwar jeden von uns. Viele wunderbare und einmalige Momente des Lebens würden sich uns nicht erschließen.

Kapitel 3

Flow – das optimale Lebensgefühl

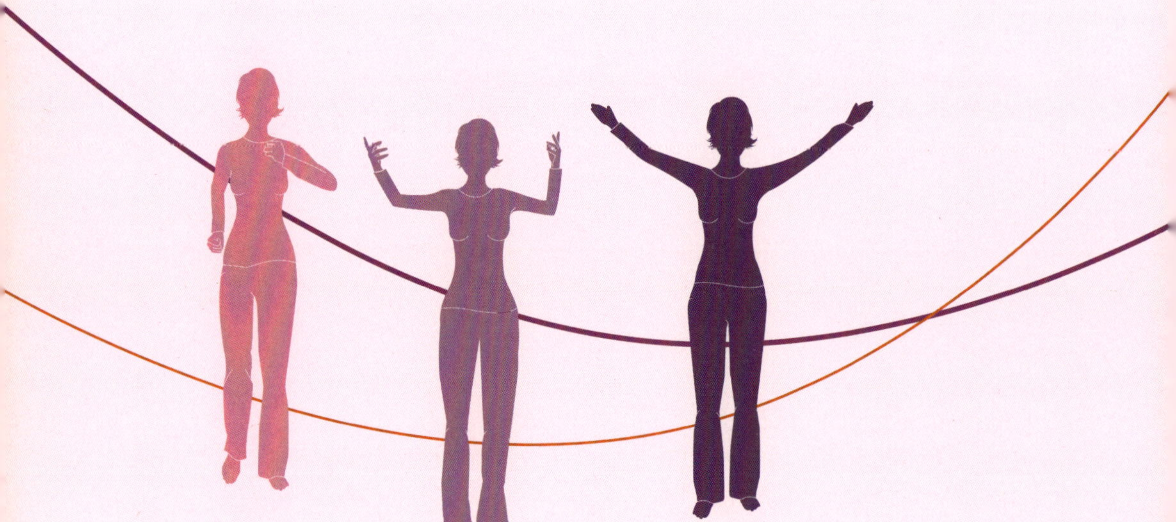

Die Kraft gegen jeden Stress

In den vorangehenden Kapiteln haben Sie einige Grundgedanken zur Stressdynamik kennengelernt. Nun ist es natürlich spannend, den großen Gegenspieler kennenzulernen, die Kraft, die jeden Stress in sich aufnimmt und das Leben zum Genuss werden lässt: Flow, das Gefühl, ganz mit sich und der momentan ausgeführten Tätigkeit im Fluss zu sein.

Eine Lebenskunst, die jeder lernen kann

Flow ist ein körperlich-mentaler Zustand, der eigentlich unser aller Leben tragen und steuern sollte. Sollte! In der Lebenswirklichkeit vieler Menschen allerdings verkümmert Flow zu einem erbärmlichen Rest oder verschwindet ganz. Diesen Prozess gilt es zu stoppen. Vor allem wenn wir Stress im Leben loswerden wollen. Denn Stress und Flow stehen in einer unauflösbaren Wechselwirkung miteinander. Es gilt die Formel: Wenn Flow geht, kann Stress kommen. Wenn Flow stärker wird, muss Stress weichen. In der Rossini-Methode nutzen wir eben diesen magischen Mechanismus und wollen Sie dazu bewegen, Ihren Flow aufzuspüren, ihn wiederzubeleben und ihn zu einem verlässlichen »Partner« in Ihrem Leben zu machen. Dann hat Stress keine Chance mehr. Der Begriff Flow beschreibt den Zustand des inneren Fließens, der strömenden Lebensenergie, des wohligen Bauchgefühls. Die Vorstellung einer alles durchdringenden inneren Kraft wird Ihnen sicher nicht neu sein. Schon alte Kulturen nutzten sie zur Heilung, Stärkung und zur Erweiterung des Bewusstseins. So haben sich im Laufe der Zeit ganz unterschiedliche Begriffe für diese Energieströme entwickelt, z. B. Chi, Prana, Orgon u. a.

In Harmonie mit sich selbst

Bestimmt kennen auch Sie diese Tage, die nie zu Ende gehen sollen: Sie beginnen mit guten Gedanken und bester Laune, und so geht es auch weiter. Alles scheint zu gelingen, jede Arbeit geht leicht von der Hand, auch der schwierigste Zeitgenosse wirkt plötzlich aufgeschlossen. Wir bewegen uns leichtfüßig, die Welt ist sonnig und das Leben schön. Diese Tage sind Flow-Tage! Flow ist das optimale Lebensgefühl, denn wir fühlen uns in diesen Momenten mit allem, was uns in der inneren und äußeren Welt begegnet, liebevoll verbunden. Im Flow befindet sich der Mensch im vollen Einklang mit sich selbst, und es ist schwer vorstellbar, dass es einen Zustand gibt, in dem es uns noch besser gehen könnte.

Flow gehört zu unserer Grundausstattung

Flow ist kein außergewöhnlicher Zustand, denn jeder hat dieses Geschenk mit auf die Welt bekommen. Beobachten Sie ein Baby beim Spiel mit einer einfachen Plastikrassel. Es juchzt, ist völlig konzentriert und scheint dieser Beschäftigung immer mehr Spaß abzugewinnen.

Später kommt vielen Menschen der Zugang zum Flow und auch das Wissen darüber abhanden, sowohl im beruflichen als auch im privaten Alltag. Dann wird Leben anstrengend.

Ich weiß ehrlich gesagt nicht, wie sich »Erleuchtung« anfühlt, aber es muss so ähnlich sein. Flow ist wie eine neue innere Stimme, die Gegenspielerin zum inneren Antreiber und Bedränger, eine Stimme, die Sie ermutigt, beruhigt, leitet und unterstützt: »Ich mache es, ich schaffe es, ich bin ein liebenswerter Mensch, ich finde meinen Weg.«

Uns selbst und die Welt vergessen

Flow hat mit Seele zu tun, mit Gefühlen, guten Gedanken, Zuneigung, Genießen und auch Über-sich hinauswachsen-wollen, mit ungetrübtem Optimismus. Aber auch damit, das Schmerzhafte und Schwere anzunehmen und hineinzugehen. Flow ist immer eine Befreiung von zu vielen Gedanken über Äußerliches. Was muss ich tun, um nicht negativ aufzufallen, um keine Fehler zu machen, nicht anzuecken? Im Flow vergeuden wir keine Zeit mehr mit unfruchtbaren Kämpfen, Machtgerangel, Suche nach Anerkennung, Gefallenwollen. Im Flow genüge ich mir selbst – das ist Leben. Menschen mit dieser Grundeinstellung, so Professor Hüther, lernen leichter, haben mehr Spaß am Leben, wissen, wo ihre Grenzen sind. Im Flow fragen wir nie nach neuen Zielen oder Visionen, denn wir spüren, dass es der Flow ist, der unserem Leben einen Sinn verleiht. Jede Tätigkeit, wie auch immer sie sich gestalten mag, wird im Flow zu einer tief befriedigenden Erfahrung. Mehr muss nicht kommen! Flow entsteht, wenn wir so vertieft sind, dass wir völlig absorbiert werden, also – wie es so schön heißt – uns selbst und die Welt um uns herum vergessen.

Was bringt uns in den Flow?

Jeder kennt Flow als Folge erfreulicher Ereignisse: verliebt sein, das neue Auto, die überraschende Beförderung, die Geburt des Enkelkinds, ein beruhigendes Untersuchungsergebnis beim Arzt, der Sieg bei einem Wettkampf … Hier ist Flow fast schon eine natürliche Folge. Anderen genügt ein Gang oder ein Ritt durch die Natur, eine anständige Mahlzeit oder ein guter Tropfen bei Kerzenschein am Abend. Der Weg zu dieser Art von außengeleitetem Flow ist allerdings versperrt, wenn es um Stressbewältigung geht. Denn Stress ist ja gerade auch dadurch gekennzeichnet, dass es für den davon Betroffenen wenig Grund zur Freude gibt und er auch keine Perspektive hat, dass sich dies bald ändern könnte. Wir brauchen also einen Zugang, einen Schlüssel zur Stresslösung, der auch unter widrigen Umständen, sozusagen mitten im Schlamassel, funktioniert.

Pures Glück – auch im Miniformat

Hier stoßen wir nun auf einen einzigartigen Mechanismus, mit dem uns die Natur ausgestattet hat. Flow ist ein biologischer Prozess, der sich im Grunde genommen völlig unabhängig von äußeren Reizen einstellen kann. »Auch wenn es draußen regnet und stürmt, kann innen die Sonne scheinen.« An dieser Stelle wird Flow als Gegenspieler zum Stress interessant – und hier ist auch die Schnittstelle zur Rossini-Methode.

Der Begriff Flow ist in den letzten Jahren durch die Arbeit von Mihaly Csikszentmihalyi populär geworden. Er war Professor für Psychologie an der University of Chicago und beschäftigt sich seit Jahrzehnten mit den »Bedingungen menschlichen Glücks«. 1975 beschrieb er erstmalig das Flow-Erleben, in dem sich für ihn der Zustand höchsten Glücks offenbart:

Flow ist der Zustand, wenn alles, was man tut, reibungslos funktioniert, wenn man in eine Tätigkeit versunken ist und alles andere um sich herum vergisst. Dies ist vor allem der Fall bei kreativer Arbeit, Spielen oder Leistungen, die hohe Anforderungen an Konzentration und Intellekt stellen, so dass alle irrelevanten Wahrnehmungen und Gedanken komplett weggefiltert werden. Flow also als pures Glück, als feste Größe. So sieht es Csikszentmihalyi: »Du bist im Flow – oder du bist nicht im Flow.« Entweder – oder. An dieser Stelle unterscheiden wir uns, denn die Rossini-Methode kennt auch den kleinen Flow, den Mini-Flow. Flow als Hoffnungs-, Entlastungs-, Erleichterungsfunken, eben als veränderbare Größe. Es kommt weniger darauf an, im Flow zu sein, sondern in den Flow zu kommen. Wobei die Richtung von Csikszentmihalyis Flow und dem »Rossini-Flow« identisch ist:

> *Aus der Enge in die Öffnung. Aus der gefühlten Hilflosigkeit in das gefühlte Selbstvertrauen. Aus der Freudlosigkeit in die Begeisterung. Aus dem Pessimismus in die Zuversicht. Aus dem angestrengten Wollen in das »Kommenlassen«.*

Aber jede Reise beginnt zwangsläufig mit einem ersten Schritt, und so ist es auch hier. Der volle Flow ist wunderbar, aber dieses Paradies erscheint einem Menschen, der mittendrin steckt in Ärger, Stress und Erschöpfung, doch als Illusion, als zu weit weg von seiner persönlichen Situation. Es geht einfach darum, Flow ins eigene Leben zurückzuholen. Deswegen ist es so wichtig – und damit arbeiten wir in der Rossini-Methode – schon kleine Regungen in die Flow-Richtung, eben den »Flow-Funken« zu registrieren und zu wertschätzen. Und Sie werden später erfahren, dass genau diese Fähigkeit, nämlich kleine positive Veränderungen im Denken und Fühlen einzuleiten und diese bewusst zu registrieren und aufzunehmen, den Erfolg bringt.

Der Flow-Funke fürs Wohlbefinden

Ich übernachtete auf einer Vortragsreise in einem schlichten Hotel. Beim Frühstück saßen drei Monteure neben mir, die sich gemeinsam auf den Tag einstimmten. Negativ. Zuerst wurde über den Chef gemeckert, dann über seine Sekretärin, schließlich über das veraltete Produkt, mit dem sie arbeiten mussten. Doch dann erhob sich einer von ihnen und verließ den Raum. Um kurze Zeit später auf dem kümmerlichen Rasen vor dem Hotel eine Art von Gehmeditation zu beginnen. Zehn Minuten ging er im Kreis, mal schneller, mal langsamer, und die letzten Minuten verbrachte er in einer andächtigen Haltung, versunken in den Anblick der bewegten Zweige eines Baums. Seine beiden Kollegen neben mir verdrehen die Augen: »Er schon wieder!«, und schütteten in der Zeit noch vier Tassen Kaffee in sich hinein. »Das muss doch irgendwie auf den Magen schlagen«, dachte ich noch, da quälten sie sich auch schon stöhnend hoch, und ihre verzerrten Gesichter sahen genau so aus, wie sich die Bäuche anfühlen mussten: gereizt und angesäuert. Als wenig später alle drei zusammen zum Auto gingen, sah man zwei Schlurfende und einen mit aufrechtem, ja sogar elastischem Gang. Der Kollege war im Flow, er freute sich sichtlich auf den Tag. Und was hatte er getan? Nicht viel!

Flow, Rossini und neue Bewegung

Er hatte sich nur getraut, etwas für das eigene Wohlbefinden zu tun. Und das in einer Umgebung, die nicht verdächtig ist, dies besonders zu würdigen. Dieser Mann imponiert mir! Flow, Rossini und ungewohnte Bewegungen – das gehört zusammen. Und deswegen ist es wichtig, dass sich die Kommunikation darüber ändert. Auch in den Familien. Es muss selbstverständlich werden, dass jeder an sich und seiner Energie arbeitet.
Nicht der Gatte, der belustigt, spöttisch die Übungen seiner Frau kommentiert, sollte die Macht des Beschämens haben können. Sondern umgekehrt. Es sollte sich so entwickeln wie mit dem Thema Rauchen. Der Zigarettenheld von früher ist zum Versager und Schwächling mutiert, der überall vor die Tür gehen muss, wenn er wieder seiner Schwäche frönen will. Eine

ähnliche Umbewertung wünsche ich mir auch in Bezug auf unser Thema. Schauen Sie in die USA, die Parks in den Städten sind schon am frühen Morgen voller Menschen, die ihre Yoga- oder Tai-Chi-Übungen machen, und vieles andere mehr. Mit der allergrößten Selbstverständlichkeit, in allergrößter Ruhe und Konzentration. Und wie sieht es bei uns aus? Hier trauen sich dies manche nicht einmal alleine zu Hause im Badezimmer.

Was ist Flow?

Die Definitionen von Flow unterscheiden sich je nach wissenschaftlicher Disziplin oder allgemeiner Fragestellung. Die Hirnforscher würden dann von Flow sprechen, wenn sich die Belohnungszentren im Hirn ohne besonderen äußeren Anlass aktivieren. Biologisch gesehen, ist Flow vor allem das Ergebnis hormoneller Prozesse. Physiologisch steht Flow für die selbstregulative Harmonie von An- und Entspannungsprozessen des Nervensystems. Mediziner wie Professor Dr. Dr. med. Michael Mück-Weymann, die sich mit der Herzratenvariabilität als einer messbaren, biologischen Bezugsgröße für Stresstoleranz und Funktionstüchtigkeit beschäftigen, sehen Flow als »optimale Synchronisation von Herzschlag, Atmung und Blutdruck. Hier besteht völlige Harmonie zwischen dem limbischen System, das die Emotionen steuert, und dem kortikalen System, dem der Sitz für Bewusstsein und Verstand zugeordnet wird. Der Flow-Zustand entspricht einem Zustand optimaler Anpassung/Resonanz der inneren Anteile und der Umwelt.« Aus spiritueller Perspektive ist

Der Schlüssel für Ihren persönlichen Erfolg

In den letzten Jahren haben wir in unseren Gruppen Flow-Gedanken gesammelt à la: »Ich könnte ewig weitermachen. Ich bin überzeugt von dem, was ich mache. Was auch immer passiert, ich werde es schaffen. Ich fühle mich bärenstark und belastbar. Ich mache das Beste aus allem. Was kommt, das kommt.

Wenn man einmal dieses Körpergefühl hatte, dann will man es immer wieder. Plötzlich kommen die Einfälle, die ich brauche. Ich lerne gerne. Was auch immer passiert, es wird mich nicht zerstören. Anerkennung ist schön, aber es geht auch ohne sie. Ich finde im Leben das, was ich brauche.«

Der gemeinsame Nenner dieser Zitate ist: Im Flow können wir uns wieder begeistern, für uns selbst und für unser Tun. Es ist das beruhigende Gefühl, sich auf sich selbst verlassen zu können. Das macht stark und sehr gelassen.

Flow das erlebte Einssein des Individuums mit Gott und der Welt. Flow lässt sich also als eine körpereigene Quelle bezeichnen, die uns das liefert, was wir in der jeweiligen Situation brauchen.

Wie erkenne ich Flow?

Flow ist natürlich mehr als ein rein körperlicher Prozess. Das innere Strömen springt über auf unsere Gefühle und Gedanken und kann zu einer inneren Stimme werden, die uns antreibt und unterstützt, beruhigt und tröstet. Körperliche Flow-Signale können die berühmten Schmetterlinge im Bauch sein, freie Gelenke, Leichtigkeit in der Bewegung, die gefühlte Weite des Oberkörpers, das Empfinden zu wachsen, sich auszudehnen in die Welt hinein, die Wärme im Bauch. Die Gefühle, die mit dem Flow kommen, haben häufig mit Dankbarkeit zu tun. Und mit Nachsicht. Wir verspüren den Wunsch, uns selbst und natürlich auch anderen zu verzeihen, Türen wieder zu öffnen. Zu lieben, zusammen etwas zu erleben. Andere emotionale Flow-Signale beziehen sich auf das Ich: Ich fühle mich ausgeglichen. Ich bin zufrieden mit dem, was ich tue. Ich fühle mich zugehörig, voller Kraft und Entschlossenheit … Die Gedanken strömen im Flow so, wie sich ein Fluss seinen Weg von der Quelle zur Mündung bahnt: hin zu Zielen, die uns sinnvoll erscheinen. Das macht die Gedanken stark, sie bleiben nicht an Nebensächlichkeiten kleben, sie drehen sich nicht im Kreise, sondern bewegen sich direkt nach vorne.

Flow bewusst erwecken

Wenn nun Flow und Stress absolut unvereinbare Körperprozesse sind, dann wäre doch diese Inkompatibilität ein idealer Ausgangspunkt für einen neuen Ansatz zur Stressbewältigung. So haben auch wir gedacht, als vor gut 30 Jahren die Forschungsergebnisse des Wissenschaftlers Csikszentmihalyi bekannt wurden. Und wir versuchten in unserer körperpsychologischen Arbeit, aus ihnen einen praktischen Nutzen zu ziehen. Es gibt allerdings einen Haken: Es ist nämlich gar nicht so einfach, in den Flow zu kommen. Wer Flow nicht mehr kennt, der kann diesen Zustand nicht so ohne weiteres herbeidenken, programmieren, mit dem Willen erzwingen. Denn es ist ein Prozess, der im Unterbewussten entsteht. Und darauf haben wir bekanntlich nur einen begrenzten direkten Einfluss.
Dennoch müssen wir nicht auf Flow warten wie der durstige Wanderer auf die rettende Quelle. Es ist sehr wohl möglich, Flow dann zu erwecken, wenn wir ihn brauchen. Man muss nur den Weg dorthin kennen. Die Rossini-Methode weist einen realistischen Weg zum Flow. Er verlangt keine langwierigen Lernprozesse. Sie müssen Ihr Leben auch nicht umkrempeln und Dinge tun, die Ihnen fremd sind.
Sie müssen nicht einmal großartig viel Disziplin aufbringen, sondern nur ein- bis zweimal in der Woche die Rossini-Reise machen und zwischendurch Kieferbewegungen trainieren. Dann wird es klappen. Und zwar deswegen, weil die Rossini-Methode auf mächtige Helfer zurückgreift,

die positiv auf das Unterbewusste einwirken: ausdrucksstarke Musik, lösende Bewegungen und starke innere Bilder.

Stress und Flow sind messbar

Je regelmäßiger der Herzschlag – desto stabiler die Gesundheit! Diese Aussage klingt plausibel, ist aber falsch. Der chinesische Arzt Wang Shuhe wusste dies bereits vor 1700 Jahren, als er den folgenden Satz schrieb: »Wenn der Herzschlag so regelmäßig wie das Klopfen des Spechts oder das Tröpfeln des Regens auf dem Dach wird, wird der Patient innerhalb von vier Tagen sterben.« Offenbar hatte der Gelehrte erkannt, dass ein variabler Herzschlag Zeichen von Gesundheit ist – und umgekehrt. Und so komme ich zum Thema Herzratenvariabilität, kurz: HRV. Auch Sie werden wahrscheinlich mit diesem Begriff zunächst nicht viel anfangen können, was eigentlich erstaunlich ist, denn in anderen Ländern, vor allem in den USA, ist dieses Diagnoseverfahren bereits weit verbreitet. Nicht so in Deutschland. »HRV hat sich bei uns bislang vor allem im sportlichen Trainingsbereich verbreitet, aber erstaunlicherweise noch nicht dort, wo es vor allem hingehört – in die Stressbehandlung.« Das sagt der Arzt und Psychotherapeut Prof. Dr. Dr. med. Mück-Weymann (Neustadt a.d. Aisch), der sich seit 15 Jahren mit der Messung der Herzratenvariabilität beschäftigt und umfangreiche Forschungsarbeiten dazu vorweisen kann.
Ich bin zufällig auf Mück-Weymann aufmerksam geworden, als ich nach einem Messverfahren suchte, mit dem sich die Wirksamkeit der Rossini-Methode für die Anerkennung durch Krankenkassen nachweisen lässt. Bei der Herzratenvariabilität wurde ich fündig, nicht nur aufgrund kompatibler Theorien, sondern auch wegen eines preiswerten, anspruchsvollen Geräts zur Erfassung entsprechender Körperdaten, das gerade für die HRV entwickelt wurde. Sie können Fortschritte messen. Und die Ergebnisse liegen schwarz auf weiß und vergleichbar vor. Wie Professor Mück-Weymann weiter berichtet, ist dieses Gerät bei den meisten Anwendern nur in der ersten Phase des Trainings erforderlich (bzw. zu einer späteren Auffrischung). Nach einiger Zeit hat der Orga-

Rossini-Methode – nachweisbar wirksam

Mit Hilfe eines Ohrclips und einer ausgefeilten Diagnosesoftware kann jetzt jeder Interessierte ganz genau verfolgen, was in seinem Inneren in Bezug auf Flow, Stress und andere Gesundheits- und Krankheitsfaktoren abläuft. Mit etwas Übung können Sie auf diese Weise Signale des Körpers empfangen, verstehen, auswerten und einordnen.

So werden Stress und Flow messbar. Und Sie können herausfinden, ob Sie mit Ihrer Methode der Stressbewältigung, z. B. eben mit der Rossini-Methode, auf dem richtigen Weg sind.

nismus dann durch die elektronischen Feedbacks gelernt und ist für die richtige Wahrnehmung seiner entsprechenden Körpersignale sensibilisiert. Den Zusammenhang zwischen HRV, Stress und Flow beschreibt Professor Mück-Weymann so: »Die HRV lädt ein, ›Gesundheit‹ als ›Ausdruck optimalen Zusammenwirkens‹ zwischen einem Organismus und seinen Umwelten zu verstehen und die Herzratenvariabilität als Maß für mehr oder weniger gute Interaktionsfähigkeit zu betrachten. Wo solche Zustände nicht erreicht werden, entstehen ›Stress‹ (nicht nur im Erleben, sondern auch biologisch messbar in Form erhöhter Cortisol- und Adrenalinwerte) sowie ›Symptome‹ (auf der bio-psycho-sozialen Ebene). Dagegen äußern sich optimale Interaktionen darin, dass sie von dem betreffenden Menschen als ›Flow‹ erlebt werden. Im Flow scheint man gleichsam in der Situation (Welt) aufzugehen, ›geht alles wie von selbst‹, entstehen Gefühle von Glück, Zufriedenheit und ›Funktionslust‹, erlebt man sich im Gleichklang (›Resonanz‹) mit sich selbst (den inneren Anteilen) und der Umwelt. Das günstigenfalls in ›Flow‹ gipfelnde ›Prinzip optimaler Anpassung‹ lässt sich mit Hilfe von HRV-Messungen quantitativ erfassen und beschreiben.«

Die Schwingung macht den Flow

Hier öffnen sich ganz neue Möglichkeiten – und sie passen vorzüglich zu dem Modell, das ich Ihnen jetzt vorstelle. Wir haben gesagt: Stress ist die Folge gefühlter oder befürchteter Hilflosigkeit (Gedankenstress). Er tritt auf, wenn wir uns vor Anforderungen gestellt sehen, die wir mit

Das Herz und der Stress

Ob wir einen schweren Sack tragen müssen, ein stehen gebliebenes Auto schieben, beim Knall einer Tüte einen Schreck bekommen, uns in einer Prüfung konzentrieren – immer reagiert der ganze Körper mit. Jeder weiß aus eigener Erfahrung, dass dann das Herz spürbar zu klopfen, mitunter sogar zu »rasen« scheint. Was manchen nervös machen kann (das deutliche Pochen in der Brust), ist jedoch eine ganz normale »Anpassungsreaktion« und Zeichen von Gesundheit.

Krank ist man erst dann, wenn sich das Herz nicht mehr »flexibel« äußeren oder inneren Belastungen, sprich: »Stress«, anpassen kann. Wenn das Herz beim Treppensteigen nicht ausreichend pumpt oder in entspannten Situationen unaufhaltsam rast, dann stimmt etwas nicht mehr. HRV-Messungen liefern eine biologische Bezugsgröße für »Stresstoleranz« bzw. Funktionstüchtigkeit.

unseren erlernten Handlungs- und Reaktionsmustern nicht bewältigen können. Ober aber, wenn der Zugriff auf diese Potenziale blockiert ist. Eine eher schüchterne Person z. B. gerät in Stress, wenn sie plötzlich und unerwartet bei einer Familienfeier aufgefordert wird, eine Rede zu halten. Sie kann es nicht, weil ihr entsprechende Vorerfahrungen fehlen. Aber auch ein geübter und eigentlich außerordentlich eloquenter Redner kann bei der gleichen Gelegenheit in Stress geraten. Vielleicht hat er sich an diesem Tag heftig über irgendetwas geärgert, ohne dass es zu einer Lösung kam. Und in dieser Stimmung ist er zur Familienfeier gefahren. Nun sitzen die Wutgefühle noch im Bauch fest. Und darum hilft ihm seine ganze rhetorische Fähigkeit überhaupt nichts – der Druck im Bauch, die »psychischen Schlacken«, blockieren alles.

Jeder Stress hat seine eigene Geschichte. Dennoch kann ich Ihnen eine Leitidee vorstellen, die jedem hilft, der seine Stressmuster und andere Lebensaspekte verändern will. Dabei spielt es keine Rolle, in welcher Lebensphase Sie sich gerade befinden, ob Sie gesund oder angeschlagen sind, Optimist oder Pessimist, mit Psychologie vertraut oder Psychoskeptiker.

Diese Leitidee ist von universeller Bedeutung und steht für jede denkbare Situation, in die ein Mensch kommen kann.

Die Welle als Symbol

Es ist das Bild einer Welle, einer Schwingung, das Symbol eines an Bewegung und Weiterentwicklung orientierten Lebensprinzips. Wir haben dafür den Begriff »dynamische Schwingung« gewählt. Wem bislang das Thema Flow noch zu abstrakt und »abgehoben« vorkam, der kann mit Hilfe dieses Symbols einen ganz konkreten und persönlichen Zugang dazu finden. Denn die »Dynamische Schwingung« ist nicht nur ein Bild, sondern auch so etwas wie ein Instrument, mit dem Flow zu einer veränderbaren Größe wird. Das wird sicherlich im Folgenden noch deutlicher. Ich nutze diese schlichte Grafik (siehe Seite 37) seit vielen Jahren und weiß, dass sie die meisten meiner Teilnehmer anspricht und in ihrem Gedächtnis haften bleibt. Es ist das Bild einer Welle als Spiegel des Innenlebens. Und dieses Bild fügt sich gut ein in das neue Verständnis unseres Innenlebens, das »neue Bild vom Menschen«, das die Wissenschaften in den letzten Jahren entwickelt haben.

Danach können wir davon ausgehen, dass unser Organismus tatsächlich ganzheitlich funktioniert und sich unsere Emotionen, die geistigen Kräfte, die inneren Rhythmen, die Motorik, das Rauschen der Hormone, sämtliche vitale Regungen in einem permanenten Zusammenspiel befinden und ein Schwingungsfeld bilden, das sich jeweils in eine einzige Richtung ausbreitet. Das bedeutet, dass es wenig »internen Richtungsstreit« in unserem Innern gibt. Und deshalb können diese Kräfte auch in einer einzigen, zwar groben, aber interpretierbaren Schwingungskurve dargestellt werden. Sie ist ein Abbild der schon erwähnten Lebensenergie.

Natürlich verändert sich deren Verlauf ständig, je nachdem, was gerade in unserem Leben los ist. Befinden Sie sich in einer Hochphase, dann nimmt die Kurve diesen lebhaften Verlauf. Und so fühlt sich Ihr Leben dann auch an, beschwingt, bewegt, im Gleichklang und nach vorne gerichtet. »Alles fließt«, so hat schon Heraklit diesen Zustand beschrieben. Und wir wissen aus eigener Erfahrung, dass an solchen Tagen jede Grippewelle an uns vorbeigeht, wir Höchstleistungen vollbringen können und auf alle Welt fit und selbstbewusst wirken.

Jetzt ist Flow-Time

Das liegt daran, dass an solchen Tagen die im Unterbewussten angesiedelten selbstregulativen Funktionen auf Hochtouren laufen und eben jene Lebensenergie produzieren, deren Wirkungen wir dann auf allen Ebenen so wunderbar spüren können. Zu anderen Zeiten und in anderen Situationen fließt es weniger oder gar nicht, mit den entsprechenden negativen Auswirkungen auf Psyche und Physis. So, wie wir leben, so fließt die Lebensenergie. Das ist der erste Teil der Botschaft, der zweite lautet: So, wie die Lebensenergie strömt, so leben wir. Beides bedingt einander. Grundsätzlich ist es so: Je lebhafter die Schwingung, desto stärker werden die Flow-Anteile im Leben. Und je flacher die Schwingung wird, desto geringer der Flow und umso stärker die Stressanfälligkeit des Organismus. Dabei verstehen wir hier Schwingung nicht im streng physikalischen Sinne, sondern als eine Bewegung, die Polaritäten, also Gegensätzliches miteinander verbindet. Für den Zusammenhang Stress – Flow sind drei Schwingungsmuster besonders interessant: Die ideale Welle, die unser Ziel darstellt und die wir mit Hilfe der Rossini-Methode in unser Leben bringen können, ist eben die »dynamische Schwingung«. Bei gestressten Menschen finden sich in der Regel zwei andere Muster, die wir die »Aktionismus-Welle« und die »Angst-Stress-Welle« nennen. Diese drei grundlegenden Schwingungsmuster möchte ich Ihnen im Folgenden ausführlicher vorstellen.

Die dynamische Welle

Wir sollten uns vor Augen halten, dass Schwingungsprozesse unser Leben »machen«. Sie bilden das Grundmuster der großen Lebensthemen. Denken Sie an die Liebe! Sie beginnt mit dem Kennenlernen, es folgen die Verzückung, die romantische Liebe, die immer irgendwann einen Höhepunkt erreicht – nach dem naturgemäß ein Abschwung erfolgt, eine gewisse Abkühlung, die aber dann zur »wahren«, reiferen Liebe führt. Diese entwickelt sich mit der Zeit – und eine neue Aufwärtsbewegung beginnt …

Oder das Beispiel »Ärger«: Ein Grummeln wird zur aufsteigenden Wut, es kommt zum Ausbruch, zur Abreaktion. Danach folgen die Beruhigung und die Versöhnung. Bis zum nächsten Mal.

Nehmen wir an, Sie haben die Absicht, irgendwann 30 Minuten Dauerlauf zu schaffen. Die ersten Tage sind eine große

Herausforderung. Sie trainieren aber weiter und weiter, die Kondition wächst, und dann haben sie es nach drei Wochen geschafft. Von nun an laufen Sie jedes Mal 30 Minuten und merken, dass es Ihnen immer leichter fällt. Irgendwann ist es langweilig, 30 Minuten zu laufen, es unterfordert Sie, es ist keine Herausforderung mehr. Nun gilt es, die Dosis zu erhöhen …
Man kann sagen, dass der ständige Wechsel, das Auf und Ab, ein grundlegendes Entwicklungsprinzip unseres Lebens ist. Deshalb sind schöne und schreckliche Tage, Siege und Niederlagen, Erfolge und Rückschläge vorprogrammiert. Denn das eine entspringt aus dem anderen. Dieses Naturgesetz können und wollen viele Menschen nicht akzeptieren und versuchen, das Leben unter Kontrolle zu bringen und die unangenehmen Aspekte des Lebens, die Schattenseiten, zu ignorieren, zu verstecken oder zu verdrängen. Doch genau diese Strategie bewirkt die Dämpfung der Lebensschwingung, was dann Stress und Ängste und anderes mehr verursacht. Ihre Lebensschwingung kann nur dann vital und kraftvoll sein, wenn Sie das Auf und Ab, also den Wechsel zwischen Gegensätzen, in Ihrem Leben zulassen bzw. fördern! Nehmen wir ein ganz alltägliches Beispiel, das morgendliche Duschen. Wer erst heiß und dann kalt duscht, der fühlt sich einfach belebter, wacher und besser als der pure Warmduscher. Dessen Schwingung fällt deutlich flacher aus.
Das Beispiel zeigt auch: Gegensätze zu leben bedeutet natürlich manchmal Überwindung. Und es bringt auch Unruhe, Irritationen und Auseinandersetzungen mit der Umgebung mit sich. Aber dieses Prinzip lohnt sich immer und für jeden, denn nur so entsteht der Schwung, den wir brauchen und der durch die Welle abgebildet wird. Polaritäten finden sich in allen Lebensbereichen: Ich strenge mich an – und ich ruhe mich aus. Ich suche Nähe – und ich bin für mich allein. Streiten – und vertragen. Eine Zeit mit Sex – eine Zeit ohne. Ich halte fest – und ich lasse los. Ich liebe dich so, wie du bist – und ich hätte dich gerne ganz anders. Ich setze mich durch – und ich gebe nach. Ich schlafe im Doppelbett – und in einem eigenen Raum.

Die dynamische Welle

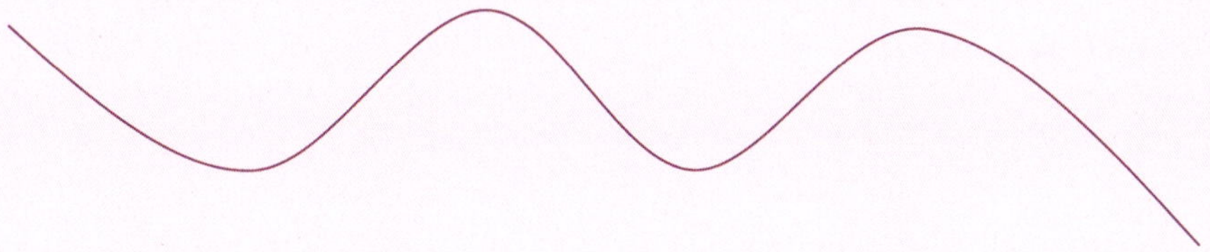

Ich rede – und ich höre zu. Ich lese einen Klassiker – und ich lasse mich vom »Tatort« berieseln. Ich fahre mal mit der Bahn – und mal im Auto. Ich denke – und ich fühle.

Wertvolle Polaritäten

Sicherlich können Sie diese kleine Aufzählung problemlos erweitern.
Je reicher unser Leben an Gegensätzen ist, desto vielfältiger sind die Reize, die unser Gehirn verarbeiten muss. Ein Gehirn – und mit ihm der gesamte Organismus – kann nur dann seine Dynamik entwickeln und bewahren, wenn es immer wieder auf neue Weise stimuliert und herausgefordert wird (use it or loose it). Deshalb sind Polaritäten, Widersprüche und Unvorhersehbares so entscheidend.
Im Zusammenhang mit Stress und Flow interessiert hier vor allem die Polarität der roten und der blauen Energien. Der Gegensatz von Feuer und Wasser.
Die rote Feuer-Energie steht für das starke Ich: Ich setze mich durch, ich will es schaffen, ich habe Ideen, ich dirigiere, ich bestimme und gestalte. Ich mache es!
Die blaue Wasser-Energie steht für das Loslassen des starken Ichs, für Harmonie, Besinnung, Spüren, für die Verschmelzung.
Das Thema der Rossini-Methode ist es, diese beiden so unterschiedlichen Antriebskräfte zu stimulieren, zu stärken und miteinander in ein gutes Verhältnis zu bringen und sich auf diese Weise mehr und mehr dem Verlauf einer idealen Schwingung zu nähern: Hier befinden sich die aktiven roten und die rezeptiven blauen Anteile im harmonischen Ausgleich. Spannung und Entspannung, Loslegen und Loslassen. Das eine entsteht aus dem anderen und ist ohne das andere nicht existent. Und es gibt eine Richtung: nach vorne! Das Leben bewegt sich nach vorne. Es geht immer weiter, und alles hat einen Sinn. Deswegen kommen wir auch durch den größten Schlamassel hindurch und wieder heraus. Also, wenn es hart wird, dann lieber »mittenmang ins Elend« und spüren, dass es irgendwann wieder bergauf geht und sich wieder Fenster öffnen. In diesem Sinne gilt: Even the bad times are good. Und so fühlt es sich an, wenn die Schwingung stark und dynamisch ist:

Was auch immer passiert, ich werde es schaffen.
Ich fühle mich stark.
Ich mache das Beste aus allem.
Was kommt, das kommt.
Jeder Tag ist eine neue Chance.

Die Aktionismus-Welle

Gestresste Menschen leben sehr häufig ein Muster, wie es die Grafik auf der nächsten Seite zeigt. Hier gibt es auch ein Auf und Ab und einen Wechsel, aber er ist nicht harmonisch, sondern sprunghaft, schroff und ohne Bezug auf das Vorangegangene. Ein typisches Beispiel für dieses Muster ist das Leben des Bankers Markus (siehe auch

Seite 113ff.) aus einer meiner Seminargruppen. Er muss sich jeden Morgen aufraffen, um zur Arbeit zu fahren. Dann strengt er sich maximal an, hält den ganzen Tag die Spannung auf hohem Niveau – und kollabiert abends auf dem Sofa. Außerdem fehlt ihm die klare Richtung. Wenn es keine Vorstellung davon gibt, wohin die Reise geht im Leben – weil die Perspektive fehlt oder wir gefangen sind in vermeintlichen Sachzwängen –, dann vagabundieren die Kräfte in uns herum, machen den einen starr und den anderen krank. Ängste, Zwänge, Sucht sind Folgen vagabundierender Kräfte, Ersatzerregungen, Ersatzprobleme, Ersatzaktivitäten. Wir aber sind uns dessen nicht bewusst. Für lange Zeit halten wir diesen unverbundenen, unorganischen Wechsel zwischen den Extremen, zwischen angestrengter

Die Aktionismus-Welle

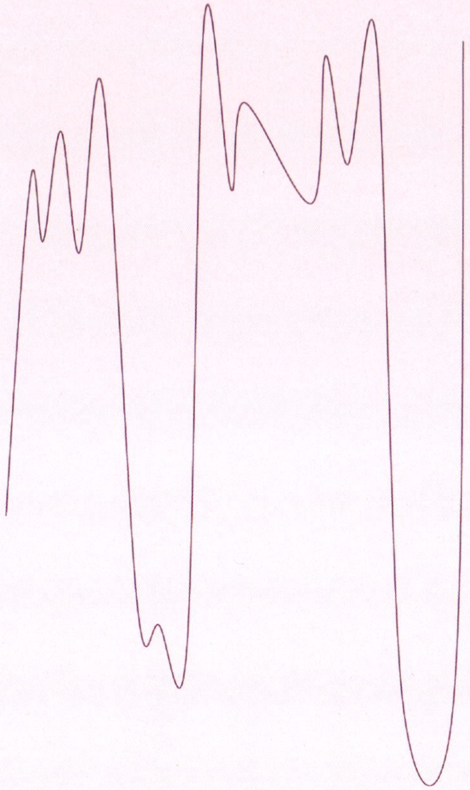

Aktivität und kompletter Erschöpfung für unser Leben. Und so verpassen wir möglicherweise die Dinge, die eigentlich wesentlich sind: Liebe, Interesse, sinnvolle Aufgaben, die Freude an den kleinen Dingen des Alltags und vieles mehr. So fühlt es sich in dieser Schwingung an:

Ich fühle mich zerrissen.
Ich kann mich nicht konzentrieren.
Ich kann nicht abschalten.
Ich komme nicht voran.
Mir graut vorm nächsten Tag.

Die Angst-Stress-Welle

Dieses Muster findet sich immer häufiger. Es ist die Umsetzung des Mottos: »Hoffentlich passiert mir nichts!« Der Verlauf der Schwingungskurve ähnelt eher einem Strich: keine Aufregung, kein Risiko, nichts Unvorhersehbares. Friederike aus der Sommergruppe z. B. richtet sich so aus, allerdings eher unfreiwillig, denn sie würde gerne anders leben und weiß nur nicht, wie sie es anstellen soll. Viele andere Menschen aber leben ganz bewusst so – und geraten in einen Teufelskreis. Denn das schwingungsarme Leben ist zwar ruhig und auf den ersten Blick auch stressarm. Aber der Stress kommt dennoch, durch die Hintertür. Bedingt durch die zu schwache Schwingung, geht dem Organismus die Fähigkeit verloren, immer wieder neue Energien zu schöpfen. Er verliert auf eine vielfältige Weise an Kraft. Sie müssen sich nur an langweilige Urlaube oder an Zeiten der Unterforderung erinnern, und schon wissen Sie, was hier gemeint ist. Wir werden immer müder, und zwar nicht nur körperlich, sondern vor allem auch geistig und emotional. Hier muss ich an Gerda Boyesen denken, die bis ins hohe Alter an 340 Tagen im Jahr unterwegs war, alleine, mit Bahn und Flieger, ohne Schonung und große Unterbrechungen, um an verschiedenen Plätzen in Europa ihre Workshops zu halten. Nur über Weihnachten und zum Jahreswechsel machte sie Pause und ließ sich in dieser Zeit von ihrer Familie »verwöhnen«. Danach kam sie üblicherweise nach Hamburg und sah jedes Mal ganz elendig aus: »Ich habe die ganzen Tage nur im Sessel gesessen. Alle waren furchtbar nett zu mir, aber ich wurde immer müder, fühlte mich immer mehr als Oma und Uroma. Und nach einer

Die Angst-Stress-Welle

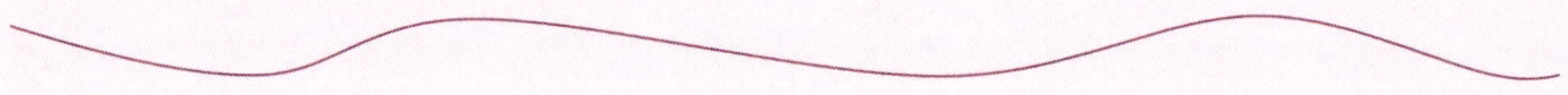

Woche konnte ich mir nicht mehr vorstellen, jemals im Leben wieder eine Gruppe zu leiten!« Diese Unterforderung, diese körperlich-geistige Ermüdung nun lässt irgendwann selbst Kleinigkeiten zum Problem werden, zum Stress. Und so fühlt es sich an, wenn die Schwingung schwach und flach ist:

Das kann ich nicht aushalten.
Das schaffe ich nicht.
Es ist mir alles zu viel.
Dazu fehlt mir …
Es ist nicht genug da.

Mit dem Bild der Welle arbeiten

Stressspannungen sind sehr widerstandsfähig, vor allem dann, wenn sie schon länger andauern und sich ihre Muster bereits in das Hirn eingebrannt haben. Darum kann keine Methode – die Rossini-Methode eingeschlossen – Stress einfach so »wegzaubern«. Denn Stressspannungen sind nur die Spitze des Eisbergs und ein Indikator für tieferliegende Konflikte, die direkt gar nicht zu erreichen sind, sondern nur indirekt. Ein möglicher Weg aber ist die (Wieder-)Belebung der »dynamischen Schwingung«. Denn mit der Schwingung kommt der Flow – und im Flow gibt es weder schmerzende Rücken noch schlaflose Nächte noch Druck im Bauch, sondern schier unendliche Kraft. Sämtliche mir bekannten traditionellen Heilsysteme arbeiten mit der Vorstellung der Lebensenergie und versuchen, diese in Fluss zu bringen. Die Rossini-Methode setzt dabei auf Musik, Bewegung und innere Bilder. Sie sollten sich mit diesem Bild des ständigen Wandels vertraut machen. Denken Sie sich in die Welle hinein, lassen Sie sie vor Ihrem inneren Augen auftauchen, lernen Sie, die Welle zu fühlen: das Auf und Ab, das Öffnen und Schließen, den beständigen Wechsel. Spüren Sie, wie Sie von der Welle bewegt werden. Gerade in Situationen oder Lebensphasen, in denen es eng oder kalt wird, sollten Sie den Kontakt zu diesem Bild halten. Die Botschaft der Schwingung hilft auch in der größten Not und im tiefsten Schmerz: Es geht immer weiter, und deshalb geht alles vorüber. Es kommt Neues ins Leben, denn es geht immer nach vorne, und ich möchte Sie einladen, genau diese Dynamik für sich zu nutzen. »Auf jedes Tief folgt ein Hoch, und auf jedes Hoch folgt irgendwann auch ein Tief.« Wer sich mit diesem Gesetz anfreundet, der wird immer gelassener in seinem Leben. Er weiß, dass es keinen Sinn macht, irgendetwas festhalten zu wollen, und versucht es auch gar nicht. Er lässt es fließen: Wenn das gelingt, dann machen wir die erstaunliche Erfahrung, dass das Schöne immer wieder kommt. Wie von allein.

Was kommt, das kommt. Und was gehen will, das geht. Wichtig ist das »Jetzt«, das Auskosten des gegenwärtigen Moments.

Kapitel 4

Das macht Ihre Schwingung stark

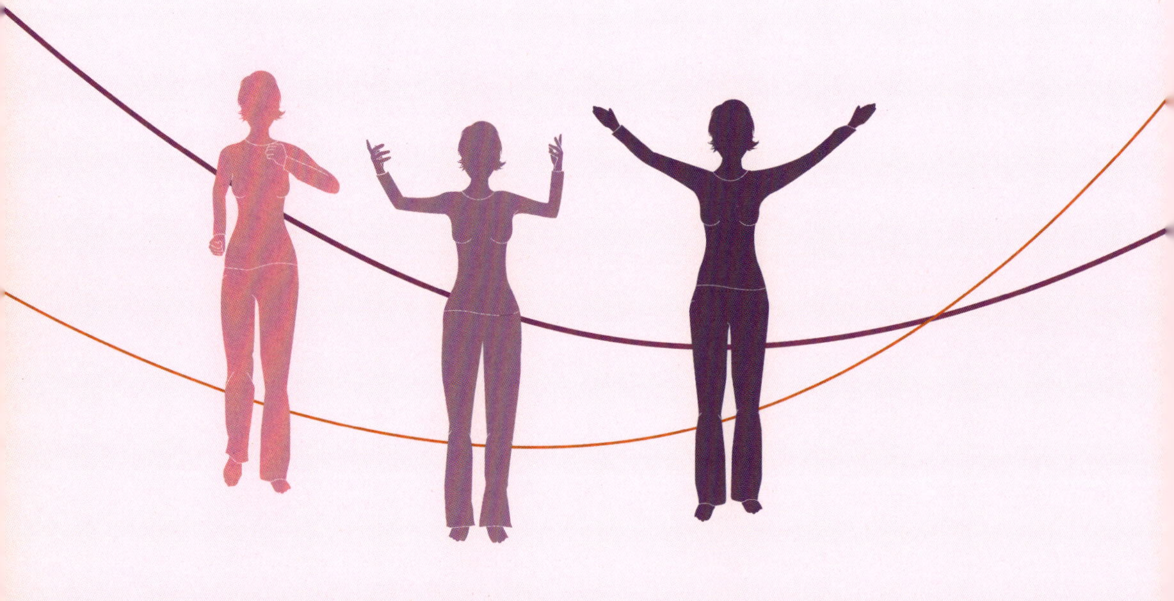

Bewegung als Lebensprinzip

Veränderungen in unserem Leben sind nur möglich, wenn wir in Bewegung kommen. Dieser scheinbar banale Satz hat es in sich. Entdecken Sie die Bewegungen, die heilen und alle Spannungen lösen: Stress, Ängste, Schmerzen. Bewegungen, die das Herz öffnen und glücklich machen. Die wieder Stärke und Selbstvertrauen geben.

Raus aus den alten Mustern

Die neuen Erkenntnisse der Hirnforschung belegen, dass unsere Gedanken und Gefühle in erster Linie durch unsere Motorik bestimmt werden. Sie vermittelt zwischen Bauch und Kopf, zwischen Verstand und Emotionen. Das Hirn speichert motorische Erfahrungen in Form von Verknüpfungen zwischen den Nervenzellen ab und schreibt damit sich selbst verstärkende Programme.
Wie können Sie selbst nun die Dynamik Ihrer inneren Schwingung stimulieren? Was kurbelt sie wieder an, wenn sie schwach geworden ist? Wie kommt Flow in Ihr Leben? Der Verlauf der Schwingung ist ein Abbild unserer Lebensgestaltung, und dabei spielen die Grundbedürfnisse eine große Rolle. Kenne und erkenne ich sie, folge ich ihren Signalen? Oder sperre ich sie aus meinem Leben aus? Wir schwingen innerlich umso dynamischer, je stärker wir unsere eigentlichen Bedürfnisse spüren und ausleben. Dieser Zusammenhang wird Ihnen einleuchten. Was aber sind diese Grundbedürfnisse? Darüber gehen die Ansichten auseinander. Einzelne Autoren listen bis zu vierzig auf. Demgegenüber nennt Professor Gerald Hüther lediglich zwei: das Bedürfnis, über sich selbst hinauswachsen zu können, und das Bedürfnis nach Gemeinschaft. Gerda Boyesen und ich haben in unserem Buch »Dein Bauch ist klüger als du« diese Themen etwas stärker aufgefächert und acht Grundbedürfnisse beschrieben, nämlich Bewegung, Kraft, Herausforderung, Spiel sowie Zugehörigkeit, Halt, Resonanz und Berührung.

Die sechs Hilfreichen

Die Schwingungsstärker, auf die ich im Folgenden eingehe, sind das Destillat aus Tausenden Erfolgs- und Misserfolgsgeschichten, die im Laufe der Jahre in meinen Gruppen erzählt wurden. Deswegen sind es auch keine theoretischen oder komplizierten Konstrukte, sondern Ideen, die Sie sofort umsetzen können. Diese sechs

Schwingungsstärker helfen immer, und sie helfen jedem:

1. Winning Moves,
2. psychisches Entschlacken,
3. alte Konflikte lösen,
4. Stärken leben,
5. Resonanz suchen,
6. positive somatische Marker.

1. Winning Moves

Bewege dich immer … Es geht immer weiter … Die Winning Moves sind ein wichtiges Thema später im Praxisteil dieses Buchs und erst recht auf der Trainings-CD. Im Grunde geht es bei den Rossini-Reisen vor allem um das Erlernen dieser kleinen Bewegungen. Sie sollen das Ergebnis Ihrer Zeit mit der Rossini-Methode sein. Die Winning Moves sind nämlich das, was freie Kinder, kreative Lebenskünstler und charismatische Erfolgsmenschen gemein haben. Und eigentlich ist es ziemlich einfach, sie sich anzueignen. Ihr Leben wird sich drastisch ändern, wenn sich die Winning Moves als neues motorisches Muster im Nervensystem eingespeichert haben. Ihr Organismus wird es dann nicht mehr zulassen, wenn er von außen oder von innen, durch Ihre eigenen Gedanken, unter Druck gesetzt wird. Er wehrt sich mit den kleinen Bewegungen, die immer vom Kiefer ausgehen und meistens auch das Becken mit einbeziehen. Wenn die Gedanken schwer werden oder wenn Nervosität, Unruhe oder gar Ängste in Ihnen hochsteigen und Ihre innere Schwingung kollabiert oder auf eine ungute Weise ausschlägt, dann aktivieren sich die Winning Moves und greifen regulierend ein. Zu Beginn werden Sie diese Gegenbewegung noch bewusst auslösen. Denken Sie dabei an die Schwingung, und sagen Sie sich dann Sätze wie »Schwin-

Bewegung gegen innere Erstarrung

Ich glaube, mein längster Bewältigungstrip dauerte vier Stunden. Es war eine nasskalte Novembernacht in Leer, Ostfriesland. Ich hatte ziemliche Probleme mitgebracht, die durch den Vortrag an Abend unterdrückt blieben, mich dann aber um zwei Uhr aus dem Schlaf rissen. Leer bei Nacht ist nicht sehr spannend, es ist, wie der Name sagt, leer, nicht einmal eine Tankstelle mit einem Kaffeeautomaten ist zu finden. Aber es gibt einen Hafen, und den kann man umrunden. Immer wieder.

Irgendwann gegen sechs Uhr wurde es langsam besser. Die innere Schwere wich, ich konnte plötzlich gelassener auf meine Sorgen blicken. Sie blieben zwar im Bewusstsein, verloren aber das Bedrohliche. Die Gedanken wurden leichter und gingen ansatzweise schon wieder nach vorne. Ich kehrte ins Hotel zurück, schlief ein paar Stunden und wachte erleichtert auf.

gung, ich bringe dich jetzt wieder in Gang!« Später ist das nicht mehr erforderlich, dann greifen die Winning Moves von allein ein, als Reflex aus dem Unbewussten. Natürlich, und das ist ja eben die Stressfalle, hat niemand Lust, sich in kritischen Situationen zu bewegen, stattdessen versteinern wir, ziehen uns resigniert zurück oder Ähnliches. Ich selbst versuche in solchen Situationen in die Natur herauszukommen, um mich hier auf den Weg zu machen und einfach loszugehen. Stoisch zunächst und ohne jegliche Begeisterung (woher soll die denn auch kommen?), aber ich gehe – und zwar so lange, bis sich zumindest ein kleines Fenster öffnet, durch das ein Lichtstrahl die finsteren Gedanken streicheln kann. Man darf nicht immer gleich die großen Lösungen erwarten. Auch hier geht es erst einmal darum, Erstarrung zu überwinden und zumindest an einer Stelle wieder eine kleine Schwingung herzustellen. Und sich einen »Mini-Flow« zu verschaffen! Einen Punkt möchte ich betonen. Egal, mit welchen Bewegungen Sie die Winning Moves verbinden – und da gibt es viele interessante Möglichkeiten – vergessen Sie nie den Kiefer. Er führt die Bewegungen, er geht voran.

2. Psychisches Entschlacken

»Wenn ich an Stress denke, dann fühle ich meinen Bauch. Und wenn ich meinen Bauch fühle, dann ist meistens Stress!« So empfinden es viele Menschen, und so ist es auch: Bauch, Kopf und Stress gehören zusammen, und jeder Versuch, den eigenen Stress zu bewältigen, wird ins Leere laufen, wenn der Bauch davon unberührt bleibt. Ich muss hier etwas weiter ausholen, denn die Grundgedanken der Rossini-Methode gehen zurück auf meine langjährige Zusammenarbeit mit Gerda Boyesen. Sie hat vor rund 40 Jahren mit ihren Erkenntnissen über die psycho-regulative Bedeutung des Verdauungstrakts Geschichte geschrieben und ist die Wegbereiterin einer »Bauch-Psychologie«, die heute immer populärer wird und auch aus dem wissenschaftlichen Diskurs nicht mehr wegzudenken ist. Übrigens, wenn wir hier von »Bauch« sprechen, dann ist eigentlich der Verdauungstrakt gemeint, das aber hört sich nicht so schön an. Im November 2000 machte die Zeitschrift GEO mit folgendem Titel auf: »Wie der Bauch den

Das gute Gefühl im Bauch

Der Bauch kommuniziert auf vielfältige Weise und unablässig mit dem Gehirn im Kopf. Dabei handelt es sich beim Bauchhirn, auch enterisches Nervensystem genannt, um ein eigenständiges drittes Nervensystem.

Es kann weitgehend unabhängig vom Hirn schalten und walten, da die Anzahl der Nervenverbindungen vom Bauchhirn zum Kopfhirn achtmal größer ist als die in der Gegenrichtung. Ganz nach dem Motto: »Der Bauch lenkt, der Kopf denkt.«

Kopf bestimmt – Das zweite Gehirn – Wissenschaftler auf der Spur von Gefühl und Intuition«. Seitdem ist das Thema »Bauchhirn« in aller Munde, und mir ist kein Artikel bekannt, der noch Jahre später so häufig erwähnt wird wie dieser. Er beruft sich vor allem auf die Forschungen des amerikanischen Neurobiologen Professor Michael Gershon und seiner Kollegen. Viele Jahre hatten sie sich mit dem Darm beschäftigt und dabei Erstaunliches herausgefunden: Unser Verdauungstrakt ist von mehr als 100 Millionen Nervenzellen durchzogen – dies sind mehr Neuronen als im Rückenmark.

Unser Bauchhirn

Dieses »zweite Gehirn«, wie Gershon es nannte, weist eine starke funktionelle und strukturelle Ähnlichkeit mit dem Haupthirn im Schädel auf, es ist wie ein Abbild des Kopfhirns. Zelltypen, Wirkstoffe und Rezeptoren sind exakt identisch, und es enthält seine eigenen sensorischen Neuronen und Motoneuronen.

Dieser erstaunliche Aufwand der Natur hat seinen Sinn, denn der Darm erledigt noch viel mehr als die an sich schon hochkomplexe Verdauung unserer Nahrung. Er ist auch eine Quelle psychoaktiver Substanzen, die starken Einfluss auf unser Denkorgan im Kopf und auf unsere Psyche haben. Gershon entdeckte zum Erstaunen seiner Kollegen, dass das Serotonin zu 95 Prozent vom Darm produziert wird. Das Bauchhirn lernt vor allem in jungen Jahren. Wie das Kopfhirn bleibt es nach der Geburt für mindestens drei Jahre plastisch und entwickelt sich weiter. Frühe Erfahrungen speichern sich ab und formen die Reaktionsmuster des enterischen Nervensystems. Doch auch im weiteren Leben spielt das Bauchhirn eine entscheidende Rolle. Der Göttinger Neurobiologe Professor Gerald Hüther sieht es als ein riesiges Wahrnehmungsorgan, das uns laufend mit Informationen versorgt. Professor Hans-Jürgen Tietz von der Charité Berlin formuliert es so:

> *Magen und Darm sind eigentlich keine inneren Organe, sondern eingestülpte Kontaktflächen zur Umwelt.*

Und dieses hochempfindliche, gedanklich nicht manipulierbare System nimmt auch das wahr, was der Kopf häufig nicht wahrnehmen will. Die Arbeit von Gershon war eine große Genugtuung für Gerda Boyesen. Sie hatte bereits in den sechziger Jahren Theorien über die psychologische Bedeutung des »Bauchs« formuliert, wobei sie sich auf Erfahrungen mit Massagebehandlungen stützte. Deren Wirkungen erwiesen sich nämlich immer dann als besonders tief und andauernd, wenn ihre Klienten während der Massage ein warmes Strömen in ihren Bäuchen spüren konnten.

Gerda Boyesen nannte sich selbst eine »Psycho-Detektivin«, und sie erfand höchst originelle Methoden, um den Bauch in ihre Therapien einzubeziehen. Für die damals ausgesprochen »kopforientierte« Psychologie war dies ein sehr ungewohntes Denken, und entsprechend fielen die Reaktionen aus: Gerda Boyesen stieß mit ihrer Theorie in Fachkreisen durchgehend auf Ablehnung. Unverständlich eigentlich, denn der Volksmund kennt diesen Zusammenhang seit langem. »Schmetterlinge im Bauch«, »Steine im Bauch«, »es liegt mir schwer im Magen« und ähnliche Begrifflichkeiten sind bekannte und verbreitete Sprachbilder für unsere innere Welt.

Gerda Boyesen aber ließ sich nicht abbringen und machte ihre Baucherkenntnisse zur Basis einer neuen Form körperorientierter Psychotherapie, der Biodynamik. Dabei stellte sie ungewöhnliche Fragen. Sie wollte wissen, wo das bleibt, was Menschen tagtäglich aufnehmen, und was auf sie einwirkt. »Was passiert eigentlich mit unseren Ärgergefühlen, mit Nervosität, mit Stressgedanken, mit den kleinen Kränkungen? Wo bleiben sie?« Hierüber gelangte sie zu einem neuen Verständnis der Vorgänge im Bauch. Sie entwickelte die Theorie, dass im Darm nicht nur materielle (Speisen), sondern auch psychische Nahrung verdaut wird. Also alles das, was wir hören, sehen, riechen, schmecken, fühlen und wahrnehmen. Diese Verdauungsleistung bezeichnete sie als Psychoperistaltik.

Wenn sich die Psychoperistaltik frei entfalten kann, dann haben wir eine gute Zeit. Wir lassen uns nicht aus der Ruhe bringen und blicken voller Selbstvertrauen nach vorne. Wer an solchen Tagen in sich hineinspürt, der wird sehr deutlich die Quelle dieses Flows, dieser wunderbaren Leichtigkeit, orten können: in der Mitte unseres Körpers, im Bauch. Eine reduzierte Psychoperistaltik hingegen ist nicht in der Lage, das psychische Material vollständig zu verarbeiten, es verbleiben

Wenn unser System verschlackt

Jeder kleine Ärger, jeder faule Kompromiss, jede Kränkung etc. hinterlässt Spuren im Verdauungssystem. Diese Spuren sind wie Spannungsherde, die sich in der Muskulatur des Darmsystems bilden. Normalerweise lösen sie sich von allein (Selbstregulation), schwächen aber zu viel Druck, Konflikte, Erschöpfung, Langeweile oder Unterforderung die Verdauungskapazität, bleiben Spannungsreste.

Es ist ein schleichender Prozess. Am Anfang spüren wir noch Druck im Bauch oder Unwohlsein, aber der Organismus gewöhnt sich an alles. Die Folgen bleiben nicht aus: innere Unruhe, Reizbarkeit, pessimistisches Denken, unbegründete Ängste, Schlafstörungen ... Viele unserer Probleme wurzeln hier, und deshalb bleiben alle Stressbewältigungsversuche wirkungslos, die nicht den Bauch erreichen und die psychische Entschlackung fördern.

Reste im Verdauungstrakt. Nichts geht gegen die Stimme des Bauches. Der Bauch muss frei werden, damit Flow fließen kann. Jetzt eröffnen sich mit den Musikbewegungen der Rossini-Methode neue Möglichkeiten des psychischen Entschlackens, vor allem mit den Bewegungen »Loslassen« und »bewegte Stille« Sie können diese Übungen mühelos in ihren Alltag einbauen.

3. Alte Konflikte lösen

Unendlich viel Energie geht durch das Festhalten an feindseligen oder aggressiven Haltungen verloren, vor allem wenn es sich um wichtige Menschen Ihres Lebens handelt. Mir fällt nichts ein, was die Lebensqualität derartig vernichtet wie chronische Feindseligkeit.

Gewiss, es wird Gründe geben, wenn Sie derartigen Groll gegen jemanden hegen. Nur – wen interessiert das? Der Verlierer sind immer Sie selbst, denn in Ihrem Bauch sammeln sich die alten Vorwürfe, Wut – und Verachtungsgefühle, Selbstgerechtigkeit und alles andere, was dazugehört. Sie verhärten, versteinern und blockieren jede feine Regung Ihrer Seele. Und das sieht man Ihnen auch an, die Mundwinkel sprechen eine deutliche Sprache.

Nie vergesse ich eine Szene, die sich vor einigen Jahren während eines Vortrags in Bad Reichenhall abspielte. Ich hatte gerade über die Bedeutung des »Neins« in Beziehungen gesprochen, als plötzlich eine Frau aufstand, eine hochgewachsene, eindrucksvolle Person, umgeben mit einem Hauch von Diva und mit einer durchdringenden kräftigen Stimme gesegnet.

»Ja, das ist so wichtig. Ich bin so froh, dass ich durchgehalten habe. Seit 40 Jahren habe ich eine Stinkwut auf meine Mutter für das, was sie mir damals angetan hat. Ich lass sie auch jetzt nicht an mich ran!« Bei den letzten Worten war ihre Stimme immer durchdringender geworden, und als sie geendet hatte, blickte sie mit großer Geste beifallheischend in den Saal.

Es gab aber keinen Beifall, keine Hand regte sich, vielmehr herrschte so etwas wie betretenes Entsetzen. Jeder im Raum, mit einer Ausnahme, wird gefühlt haben, dass hier ein ganzes Leben zu einem Trauerspiel wurde. Es ist ein tiefer masochistischer Zug, der Menschen sich so verhalten lässt, und mit jeder Wiederholung brennt sich dieses Muster tiefer ins Hirn. Vielleicht hat sie recht und ist schlecht behandelt worden, falsch geliebt, übersehen oder benachteiligt. Nun aber geht sie in ähnlicher Weise mit sich selbst um, und erst dadurch wird das Drama vollständig.

Dieses Beispiel bringt mich zu einem speziellen Thema, das sehr viele Menschen unnötigerweise zu einem Lebensproblem werden lassen, mit der Folge, dass ihre Schwingungsfähigkeit massiv beeinträchtigt ist. Es ist das Verhältnis zwischen erwachsenen »Kindern« und ihren alten Eltern. Das ist häufig sehr problematisch. Uralte Spannungen verhindern ein offenes Miteinander, man zieht sich zurück oder bricht gar den Kontakt ganz ab. Darunter leiden alle Beteiligten ganz erheblich. Der Mensch ist nun einmal ein soziales Wesen, und die Familie, in die er hineingeboren wurde, ist seine Heimat, seine Wurzel. Die Vorstellung, man könne sich hiervon vollkommen lösen, halte ich persönlich für höchst naiv. Und so lautet eine meiner wenigen »ewigen Wahrheiten«:

> *Versöhne dich mit den Menschen, die für dich, positiv oder negativ, wichtig waren und sind. Immer wieder aufs Neue, gib nie auf. Ich bin mir bewusst, dass dies in sehr speziellen Fällen nicht möglich ist, aber sie sollten die Ausnahmen von der Regel bleiben. Warte nicht, bis es möglicherweise zu spät ist. Wenn erst die Totenglocke läutet, ist es zu spät.*

Ich könnte ein ganzes Buch schreiben mit Geschichten von Menschen, die den Kontakt zu ihrer Vergangenheit abgebrochen haben, aus durchaus nachvollziehbaren, verständlichen Gründen. Aber sie scheiterten allesamt mit dem Versuch, dadurch Ruhe zu finden. Im Gegenteil, diese ungelösten Dramen nehmen immer wieder so viel Raum ein, dass für wirklich Neues kaum Platz bleibt. Machen Sie notfalls drei Rossini-Reisen hintereinander, um es zu schaffen, aber gehen Sie den Weg der Wiederannäherung und der Versöhnung.

Das süße innere Strömen selbst aktivieren

Können Sie sich vorstellen, was in einem ängstlichen, aggressiven Bauch passiert, wenn er loslassen kann, weil Sie selber loslassen?

Da strömt es und fließt es, und die Gedanken werden wieder weit und ebenso die Gefühle. Und Sie erleben den Flow, die Erleichterung und plötzlich enorm viel Energie, die vom Bauch hochsteigt und jede Zelle erfüllt. So ist es immer, wenn sich Altes auflösen kann.

Dies war übrigens auch der Punkt, an dem der Ausbruch meiner Seminarteilnehmerin Friederike aus ihrem Unterforderungs-Langeweile-Stress-Korsett gelang. Mitten im Seminar kam ihr der Satz: »Ich will nicht nur nach vorne sehen – ich will nach vorne gehen.« Und das tat sie auch, in der Früh packte sie ihre Sachen und fuhr in ihr Heimatdorf ins Saarland, in ihr »elendiges Heimatkaff«, in dem ihre Eltern lebten. Sie hatten sich seit Jahren nicht mehr gesehen. Später erzählte sie, dass es sehr schwer war. Aus der Euphorie des Seminars heraus hatte sie sich vorgestellt, dass zumindest ihre Mutter sie glücklich in ihre Arme schließen würde. Es war dann aber ganz anders, sehr still zuerst, bis die Vorwürfe kamen, die alten, häufig gehörten. Aber sie hatte nicht dagegen angeschrien und war auch nicht auf der Stelle wieder weggefahren. Sie hatte es ausgehalten, was ihr zum ersten Mal überhaupt möglich war, und so kamen die drei später tatsächlich ins gemeinsame Gespräch. Vieles blieb offen, und auch nicht alles wurde gesagt, dennoch: »Als ich am nächsten Tag wegfuhr, war ich der glücklichste Mensch der Welt. Ich fahre wieder hin!« Deshalb sind Ansätze wie »Radikale Vergebung« von Colin Tipping sehr zu empfehlen, die auf der Annahme basiert, dass alles, was in unserem Leben geschieht, einen tieferen Sinn hat und dem Wachstum unserer Seele dient. Auch das auf Versöhnung ausgerichtete »Familienstellen« – wenn es gekonnt und verantwortlich angeleitet wird – kann sehr effektiv sein.

4. Stärken leben

»Lebe deine Talente!« Das war eines der großen Arbeitsthemen von Gerda Boyesen: »Mach etwas aus deinem Leben! Zeige dich mit deinen Stärken! Bleibe nicht auf halbem Wege stehen! Es ist nicht wichtig, dass man mit allem Geld oder Anerkennung verdient. Wichtig sind vielmehr die eigene Befriedigung, der Stolz und das Gefühl, etwas Stimmiges für sich zu tun!« Die meisten Teilnehmer in unseren Trainings sind zwischen 40 und 65 Jahre alt, und fast jeder von ihnen ist auf der Suche nach etwas, was dem Leben Sinn und eine gewisse Bedeutung verleiht. Dies ist immer ein schwieriger Prozess, denn in der Regel ist man damit allein unterwegs, und häufig liegt das Gesuchte vage hinter dickem Nebel. Man sucht und weiß gar nicht genau, was man sucht. Auch hier können Sie auf die Rossini-Reise setzen. In der letzten Phase, der bewegten Stille, kommen Sie in einen meditativen Zustand, in dem sich die Gedanken weiten und Sie über die gewohnten Grenzen hinausgehen können. Hier finden sich Themen, Ziele, Visionen, vielleicht nicht gleich beim ersten Mal, aber irgendwann setzt dieser Fluss ein. Sie können sich darauf verlassen. Komplizierter und auch belastender wird es für jene, die sehr wohl wissen, wozu sie sich berufen fühlen – die sich aber nicht trauen, dazu zu stehen und die erforderlichen Konsequenzen zu ziehen. Das kann fatal werden, denn, so Gerda Boyesen:

Wer zu lange zögert, dessen Gaben versauern.

Alles, was leben will, aber nicht gelebt wird, löst Frustration aus, und diese drückt unweigerlich auf die Lebensschwingung. Dagegen gibt es nur ein Mittel: Lassen Sie sich nicht abhalten, das zu tun, wozu Sie sich berufen fühlen. Alles, was leben will, muss leben! Der Flow-Forscher Csikszentmihalyi hat herausgefunden, dass ein Zuviel an Routine und ein Mangel an Herausforderungen die stärksten Feinde der Flow-Schwingung sind. Die Neurobiologen stimmen dem zu. Es geht alles in die gleiche Richtung – und diese sollte auch Ihre Richtung werden.

5. Resonanz suchen

»Gibt es etwas, was alle Menschen glücklich macht?«, fragt der Neurobiologe Manfred Spitzer und liefert auch gleich die Antwort: »Es gibt eine Sache, von der können wir nicht genug kriegen und die macht uns immer wieder neu glücklich. Und diese Sache heißt: Gemeinschaft. Eine gute Gemeinschaft, mit netten Leuten – das können wir jeden Abend haben, das hängt uns einfach nie zum Hals raus. Das geht immer so, und das geht auch immer weiter. Gemeinschaft ist etwas, das macht uns glücklich. Weswegen das Geld, bei dem wir wieder mehr an uns denken und die Stühle wieder etwas weiter auseinanderrücken, nicht so glücklich macht.«

Spitzers Kollege, der Freiburger Medizinprofessor Joachim Bauer, hat gleich ein ganzes Buch zum Thema geschrieben, »Prinzip Menschlichkeit. Warum wir von Natur aus kooperieren«. Auch er geht der Frage nach, was die Motivationssysteme antreibt, und schildert, wie es erst im Laufe der letzten Jahre möglich wurde, hierauf relevante Antworten zu finden. Das Ergebnis allerdings, so schreibt er, verblüffte selbst die Fachwelt:

»Das natürliche Ziel der Motivationssysteme sind soziale Gemeinschaft und gelingende Beziehungen mit anderen Individuen, wobei dies nicht nur persönliche Beziehungen betrifft, Zärtlichkeit und Liebe eingeschlossen, sondern alle Formen sozialen Zusammenwirkens. Für den Menschen bedeutet dies: Kern aller Motivation ist es, zwischenmenschliche Anerkennung, Wertschätzung, Zuwendung oder Zuneigung zu finden und zu geben. Wir sind – aus neurobiologischer Sicht – auf soziale Resonanz und Kooperation angelegte Wesen.«

Der Hirnforscher Russell Fernald prägte in diesem Zusammenhang den Begriff »social brain«: »Nichts aktiviert die Motivationssysteme so sehr wie der Wunsch, von anderen gesehen zu werden, die Aussicht auf soziale Anerkennung, das Erleben positiver Zuwendung und – erst recht – die Erfahrung von Liebe.«

Das Interessante daran ist die Beobachtung, dass die Motivationssysteme abschalten, wenn keine Chance auf soziale Zuwendung besteht. Auch hier zeigt sich der schon mehrfach erwähnte Zusammenhang zwischen Stress und Kommunikation. Zugespitzt könnte man also sagen:

Allein das Ausbleiben von Resonanz macht Stress oder zumindest stressanfällig. Denn die inneren Systeme wollen arbeiten. Werden sie nicht aktiviert, so fährt das System runter, und der Flow schwindet.

Aber die Forscher haben eben auch das Gegenteil herausgefunden: Unsere innere Schwingung erhöht sich augenblicklich, wenn wir in Resonanz mit anderen Menschen gehen. Miteinander in Einklang kommen, sich auf gleicher Wellenlänge erleben, Resonanz, wechselseitiges Interesse,

gelingende Zusammenarbeit – all dies gibt uns Energie, weil wir offensichtlich dafür »gemacht« sind. Nun erleben wir, dass wir damit in unserer Kultur und Arbeitswelt noch ganz am Anfang stehen. Deutsche Ehepaare reden am Tag durchschnittlich fünf Minuten miteinander, in vielen Unternehmen, herrschen lausige Umgangsformen und vernetztes Arbeiten ist erst in Ansätzen entwickelt. Wahrscheinlich steckt uns das Konkurrenzdenken der Nachkriegsjahrzehnte noch in den Knochen.
Aber mit der Resonanz ist es wie mit dem Fahrradfahren und Schwimmenlernen. Man kann es Schritt für Schritt erlernen. Für Friederike aus der Sommergruppe war Resonanz ein Fremdwort. Bestimmt jeden dritten Satz begann sie mit Vokabeln wie »Ich«, »Ja, aber«, redete ohne jegliches Gespür drauflos und war beleidigt, wenn jemand es schaffte, sie in ihrem Redeschwall zu stoppen. Dann begann sie ihr Trainingsprogramm. Es fiel ihr schwer, einen Gesprächspartner ausreden zu lassen, es machte sie nach eigenen Worten »fix und fertig vor Nervosität«. Überzeugt von der unglaublichen Kraft der Resonanz war sie, als es ihr an einem Nachmittag gelang, das ziemlich angespannte Verhältnis zu ihrer Tochter zu wenden. »Ich habe alles anders gemacht. Bevor sie mich besuchte, habe ich mir in der Rossini-Reise immer wieder ein Bild vorgestellt, in dem wir beide am Tisch sitzen, und ich höre nur zu und wende mich dabei mit meiner ganzen Körpersprache hundertprozentig meiner Tochter zu. Und das konnte ich dann umsetzen. Ich habe gefragt und nachgefragt. Ich habe versucht, mich in ihre Geschichten hineinzuversetzen. Ich habe sie nicht belehrt und nicht kritisiert, ich habe einfach richtig zugehört. Nach einer halben Stunde spürte ich plötzlich

Ein Experiment zum Nachmachen

Immer wieder frage ich bei Wochenendseminaren die Teilnehmer am ersten Abend, was sie erwarten wird, wenn sie wieder nach Hause kommen. Das glauben die meisten, mit großer Sicherheit voraussagen zu können. »Er wird wie jeden Abend schweigend vor dem Fernseher sitzen«, so eines dieser Standardbilder. Dann bitte ich die Teilnehmer, an jenem Abend einmal ganz bewusst anders zu kommunizieren und von sich aus das Gespräch zu suchen, sich nach dem Tagesablauf des Partners zu erkundigen. Und immer nachzufragen und auch selbst etwas zu erzählen, vom Seminar zum Beispiel. Ganz ohne Kritik und Bewertung.

Manchen gelingt es, diese Idee tatsächlich umzusetzen, und sie erleben teilweise Erstaunliches. »Zuerst hat mich mein Mann misstrauisch beäugt, doch dann haben wir uns richtig gut unterhalten. Wie ganz lange nicht mehr ...«

ein Kribbeln am ganzen Körper, freudige Erregung. Ich weiß nicht, was es war, aber es entwickelte sich daraus eine mir unbekannt gewordene, ganz plötzliche Zuneigung zu ihr. Und plötzlich zu mir selber auch, es war ein Wahnsinn!« Hier spielte sich das ab, was die Wissenschaft erst vor kurzem entdeckt hat: Resonanzerfahrungen z. B. in einem guten Gespräch regen die Ausschüttung bestimmter Hormone an, die Wohlbefinden erzeugen, hier vor allem Dopamin und das Bindungshormon Oxytocin, und so kommt die dynamische Schwingung auf Touren. Nutzen Sie diese Erfahrungen, und fangen Sie an, damit zu spielen.
Als »Mitspieler« eignen sich die Verkäuferin an der Kasse, die Nachbarn etc. Bringen Sie dieses Mal mehr als ein »Hallo« über die Lippen, und versuchen Sie, in ein Gespräch zu kommen. Es geht ganz einfach, fragen Sie einfach Belangloses. In den meisten Fällen wird ein Gespräch daraus. Warum? Weil wir alle eine tiefe Sehnsucht nach Austausch in uns tragen und nur auf den Anlass warten, ihr folgen zu können. Sie erleben in anderen Ländern, wie ungezwungen Menschen dort miteinander ins Gespräch kommen. Das beschwingt allein durchs Zuhören. Beginnen Sie also am besten gleich heute Ihr Resonanz-Trainingsprogramm.

6. Positive somatische Marker

Die Entdeckung der somatischen Marker ist für mich das größte Geschenk, das die Wissenschaft dem nach Erfüllung und Flow suchenden Menschen bereitet hat. Positive (und negative) somatische Marker sind im emotionalen Gedächtnis des Gehirns abgespeicherte Körpererinnerungen an frühkindliche Erfahrungen. Es ist klar, dass jeder Mensch über ein ganz eigenes Reservoir solcher Marker verfügt. Ich beschränke mich hier auf die positiven somatischen Marker.
Ich möchte das an einem Beispiel verdeutlichen. Ein Kind wird in eine Familie hineingeboren, in der viel gesungen wird. Wahrscheinlich nimmt bereits der Embryo die Schwingungen des Gesangs in sich auf, später ist das kleine Mädchen dabei, wenn gesungen wird, und nach ein

»Gib mir dieses schöne Gefühl zurück«

Das Konzept der somatischen Marker haben wir Antonio Damasio zu verdanken, Professor für Neurologie und Psychologie an der University of Southern California. Damasio sieht den Lebenssinn darin, frühe positive Erfahrungen immer wieder neu zu aktivieren.

Das geschieht zum größten Teil unbewusst. Alles, was wir so tun, ist also keineswegs zufälliger Natur oder das Produkt von Lust und Laune, sondern hat einen tieferen Sinn, indem es auf die Wiederbelebung der positiven Marker abzielt.

oder zwei Jahren tönt es selbst mit. Bekanntlich löst Gesang beim Menschen Wohlbefinden aus. Wohlbefinden ist immer ein körperlicher Vorgang. Unser Kind erlebt es etwa als angenehmes Strömen, Kuschelbedürfnis oder freudige Erregung. Diese positiven körperlichen Reaktionen sind dann die positiven somatischen Marker, die aus dem emotionalen Erfahrungsgedächtnis heraus auch später das Leben steuern. Das Kind aus unserer Beispielfamilie wird als Erwachsene wahrscheinlich viel singen, vielleicht Mitglied in einem Chor sein und sich vielleicht sogar einen Partner suchen, der die Freude am Singen teilt.
Das alles läuft völlig unbewusst ab. Wir wissen, dass die frühkindlichen Erlebnisse die stärksten sind, denn sie treffen auf ein noch offenes, voll aufnahmebereites Nervensystem. Dass sie in der Erinnerung verbleiben, ist ein wunderbares Geschenk der Natur. Denn wenn wir später erlebnismäßig an die alten Erfahrungen anknüpfen können, kommen die alten Gefühle zurück.

Die Erfolgsgaranten

Die somatischen Marker sind immer aktiv. Wer als Kleinkind beim Erforschen der Welt bestärkt wurde und dann das Glück hatte, mit Freude in die Grundschule gehen zu können, der wird mit Sicherheit im Leben Erfolg haben. Die im emotionalen Gedächtnis gespeicherten somatischen Marker sind so etwas wie Andockstellen, und das Unterbewusste steuert das Leben mit dem Ziel, möglichst häufig an diese Grunderfahrungen anschließen zu können. Deshalb hat das Unterbewusste unserer Sangesfreundin beim ersten Rendezvous auch gleich »ja« gesagt zu dem Mann, der irgendwelche positiven Signale zum Thema Musik und Singen gesendet hat. Ihr Unterbewusstes weiß: Mit ihm werde ich innige Momente erleben können!
Die positiven somatischen Marker sind »Ja!«-Signale des Körpers, wie z. B.:

Mein Bauch ist ganz warm und weich.
Ich habe Schmetterlinge im Bauch.
Ich spüre wohlige Müdigkeit.
Ich bin voller Freude.
Ich bin durchströmt von Energie.
Ich bin ganz klar im Kopf.
Mein Herz öffnet sich, und Liebe strömt.
Ich bin tief berührt.
Ich fühle Stolz in meiner Brust.
Ich bin erleichtert.

Wie kommt es, dass heute so viele Menschen offensichtlich so wenig Verbindung zu ihren somatischen Markern haben und deshalb nach irgendwelchen Konzepten leben, die nicht die eigenen sind, sondern anerzogen und/oder abgeschaut? Die Antwort lautet: Der gestresste, überspannte oder erschlaffte Körper ist nicht spürfähig genug, um die positiven Marker

wahrzunehmen. Es sind, wie wir gesehen haben, ja eher zarte Signale, und deswegen dringen sie nicht in das Bewusstsein des Gestressten ein und bleiben unberücksichtigt.
Antonio Damasios Konzept wird die Psychologie und Pädagogik in eine ganz neue Richtung bringen. Das Analysieren der Vergangenheit und die Beschäftigung mit alten Dramen interessieren dann nur noch am Rande, wenn überhaupt. Erklärungen helfen selten wirklich weiter, auch wenn es in dicken, komplizierten Büchern häufig anders dargestellt wird. Es ist viel einfacher: Menschen brauchen Energie zum Lieben und Leben, dann wird sich vieles für sie gut entwickeln können – und die Wiederbelebung der positiven somatischen Marker ist ein sehr wirksamer Hebel.
Gerda Boyesen hat uns dafür einzigartige Übungsideen hinterlassen, aber es geht auch ohne Hilfe von außen. Machen Sie es sich deshalb zum Lebensprinzip, so häufig wie möglich Ihre positiven Körpersignale zu erleben. Und halten Sie diesen Kurs auch in anstrengenden Zeiten.
Dies mag für Sie vielleicht zunächst etwas ungewöhnlich klingen, es entspricht aber, wie wir jetzt wissen, schlicht unserer ureigenen Natur.
Das ist alles! Es ist eigentlich ein vollkommen einfacher Weg, man benötigt nur Geduld und Achtsamkeit für das eigene Innere. Und etwas Courage, auch mal Neues auszuprobieren, auf unbekannte Menschen zuzugehen, langweilige Einladungen abzuschlagen, keine Zeit mit flauem Talk zu vergeuden, und Ähnliches mehr. Jeder kann das, Kosten entstehen keine! Ein kleiner Tipp für Eltern: Ermöglichen Sie Ihren Kindern möglichst viele schöne Momente, und Sie ersparen sich auf lange Sicht jede Menge Stress und Ärger mit ihnen.

So sensibilisieren Sie Ihren Körpersinn

Somatische Marker können auch Gedanken sein, die mit positiven Empfindungen verknüpft sind: Ich werde gehalten. Ich fühle mich. Ich habe meinen Platz in der Welt. Ich bin stark. Ich fühle mich mit dir verbunden. Ich werde unterstützt. Ich gehöre dazu. Ich kann es. Ich habe Lust. Ich werde beschützt. Es ist jemand für mich da. Ich spiele. Ich habe gute Gefühle.

Neue Erfahrungen haben nur dann Bedeutung, wenn sie an Bekanntes anknüpfen können, z. B. an positive Urerfahrungen. Wenn Sie Ihrem Leben Schwung und Energie geben wollen, dann gelingt Ihnen das so: Sind Sie voller Stress, legen Sie Ihre »Andockstellen« frei, indem Sie Ihren Körper wieder fühlfähig machen und den Körpersinn sensibilisieren. Das gelingt durch die Rossini-Methode, durch Yoga, durch genussvolles Laufen, durch alles, was Ihre Entspannung fördert.

Kapitel 5

Erfolg mit der Rossini-Methode

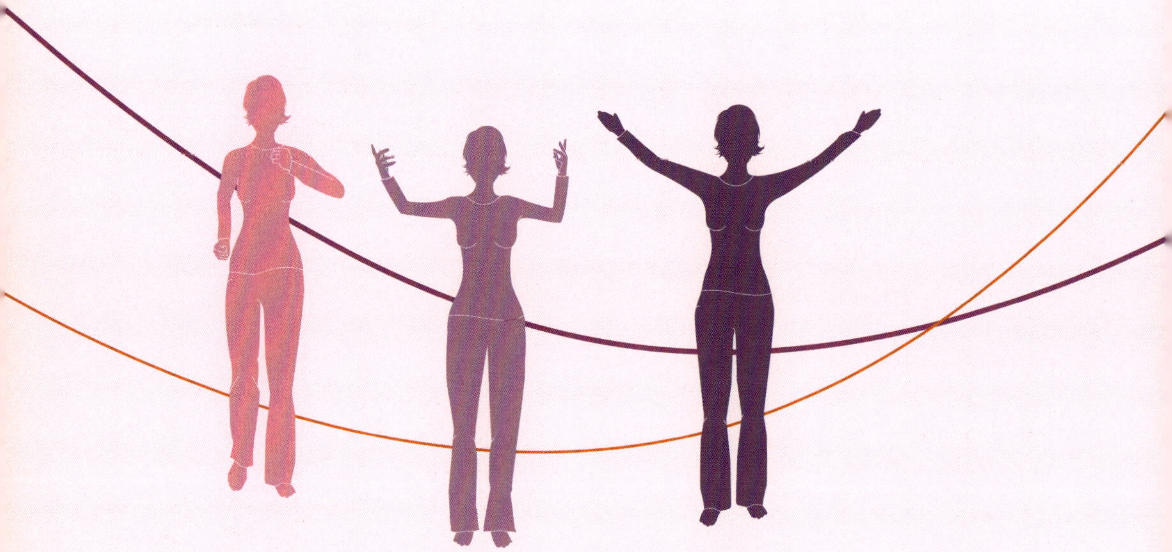

Entdecken Sie Ihre Kraftquellen

Klassische Musik weckt, motiviert und befeuert die aus der Körpertherapie bekannten Bewegungen. Das potenziert deren Wirkung und füllt Ihren Körper mit neuen Rhythmen, Melodien und Pulsationen. Erfahrungen, die mit jeder Wiederholung stärker ins Körpergedächtnis eingehen. So entwickeln sich neue Muster, neue Programme.

Von der Psychotherapie zur Psychomotorik

Ich begann meine berufliche Laufbahn in einer größeren Erziehungs- und Lebensberatungsstelle. Wir waren damals schon recht weit, denn neben der berühmt-berüchtigten Elternberatung à la »Sie müssen Ihrem Kind mehr Aufmerksamkeit geben« gab es damals verschiedene psychotherapeutische Angebote: Gesprächstherapie, Verhaltenstherapie, tiefenpsychologische Behandlungen und vor allem Spieltherapie. Besonders dieses beobachtete Spielen aber machte keinem Freude, den Therapeuten nicht und schon gar nicht den Kindern.

Die psychologische Bedeutung der Bewegung begriff ich, als ich Leiter der Beratungsstelle wurde. Jetzt konnte ich mich der sterbenslangweiligen Spieltherapie entziehen und ging stattdessen mit den Kindern in den Wald. Dort rannten, tobten und kämpften wir, spielten böse und gute Menschen, lagen zum Ausruhen in der Sonne und »trödelten« nach zwei Stunden verschwitzt, müde und ziemlich glücklich zurück. Jetzt sprudelten die Worte und die vorher scheinbar verstockten Kinder konnten kein Ende finden mit ihren Erzählungen. »Was machen Sie da nur, mein Kind ist jedes Mal wie ausgewechselt?«, fragten die Eltern. Nichts Besonderes! Die Kinder hatten sich nur richtig angestrengt und dann die wohlige Müdigkeit genossen.

Aktiv werden, Muster verlassen

Diese eindrucksvollen Erfahrungen führten mich zur Körpertherapie. Ich konnte damals noch bei einigen Pionieren lernen, die sich große Verdienste dabei erworben hatten, die Psychotherapie zu öffnen. Aber auch die Körperpsychotherapie arbeitet im Grunde mit dem Blick nach hinten, indem sie vor allem auf die Vergegenwärtigung und Durchdringung vergangener Erfahrungen abzielt. Das ist in jedem Fall interessant, erhellend und bereichernd. Nur ist es eben auch so, dass neue Erkenntnisse nicht unbedingt auch neue Möglichkeiten schaffen. Wenn jemand in etwa weiß, wie sich seine Durchsetzungsschwierigkeiten erklären lassen, so wird er dadurch nicht automatisch auch durchsetzungsstärker. Oder, wie es der österreichische Physiker Heinz von Förster formulierte:

Es ist noch nie jemandem
bessergegangen,
weil man ihm erklärt hat,
warum es ihm nicht gutgeht.

Heute aber sind die Menschen gerade an konkreten Ergebnissen und fühlbaren Fortschritten interessiert. Ich selbst auch, und die Suche nach pragmatischen Ansätzen führte mich zur Psychomotorik. Die Psychomotorik arbeitet mit Bausteinen, die das Fundament für das physische und psychische Wohlbefinden bilden. Je stärker diese Bausteine ausgebildet sind, desto besser funktioniert natürlich das Innenleben. Hier setzen die psychomotorischen Unterstützungsangebote an. Es gibt nur einen Haken: Die Psychomotorik arbeitet mit Kindern. »Warum«, haben wir uns dann gefragt, »werden aus diesen sehr wirksamen Ansätzen nicht auch Instrumente für erwachsene Menschen geformt? Worin unterscheiden sich ängstliche, leistungsschwache, verschlossene Kinder von nervösen, gestressten, antriebsarmen Erwachsenen?« Es gibt keine Unterschiede, die diese Beschränkung der Psychomotorik rechtfertigen. Besonders interessant ist in diesem Zusammenhang die französische Variante der Psychomotorik nach Bernard Aucouturier. Er entwickelte verschiedene Methoden, die die kognitiven Prozesse eines Menschen über seine motorische

Innere Bewegtheit und äußere Bewegung

Die traditionelle Psychomotorik orientiert sich primär an den Stärken und Wünschen der Menschen und macht Angebote, mit denen sie selbst individuelle Wege zur Überwindung von Schwächen, Defiziten und Problemen finden können (Selbstregulation).

Formal setzt sich der Begriff »Psychomotorik« aus »Psycho« und »Motorik« zusammen. Doch erst durch die Wechselwirkung von »Psycho« und »Motorik« wird die qualitative und inhaltliche Bedeutung von »Psychomotorik« erfasst. »Psycho« steht für Emotionen und Gedanken, die über die Motorik nach außen bewegt werden. »So, wie ich mich fühle, so bewege ich mich!« Und: »Wie ich mich bewege, so fühle ich mich auch!« Aus dieser Wechselwirkung von innerer Bewegtheit und äußerer Bewegung (und umgekehrt) entwickelt sich psychomotorische Arbeit.

Aktivität zu fördern suchen. So wie die Rossini-Methode.
Schließlich fand ich heraus, dass es einen Bereich gibt, in dem die modern anmutenden Methoden von Körpertherapie und Psychomotorik seit vielen Hundert Jahren angewendet werden: in der Ausbildung von Schauspielern. Schauspieler müssen in der Lage sein, aus ihren üblichen Mustern herauszukommen und aktiv etwas zu formen, was möglicherweise mit ihrer eigenen Persönlichkeit wenig zu tun hat. Was sie aber aus ihren mentalen und emotionalen Begrenzungen hinausführt.
Und genau diese Fähigkeit macht auch ein gutes Stressbewältigungstraining aus. Die Rossini-Methode kann zwar nicht wie das Yoga auf eine fast 3000-jährige Tradition verweisen, basiert aber auf Ansätzen, die eng mit der Kulturgeschichte der Menschen verknüpft sind.

Körperliches und seelisches Wohlbefinden

Was freien Kindern, kreativen Lebenskünstlern und charismatischen Erfolgsmenschen mühelos zu gelingen scheint, das schaffen Sie jetzt auch. Mit Hilfe von Musikbewegungen finden Sie einen neuen Zugang zum Flow, zur gefühlten Stärke: »Ich bin richtig, ich bin wichtig, und ich werde es schaffen!« Das Gegenprogramm zum Flow sind Stressspannungen, Alltagsängste, Motivationslöcher, Sinnkrisen. Sie lasten schwer auf dem Lebensgefühl vieler Menschen. Sie fressen Energien, binden Gedanken und machen – wenn man ihnen nichts entgegensetzt – früher oder später unausweichlich krank.
Dabei verfügt jeder Mensch über ausreichende Möglichkeiten, Negatives zu bewältigen und sich immer weiter zu entwickeln und zu vervollkommnen.
Wie aber kann man diese Kraftquellen nutzen? Mit dieser Frage beschäftigen sich heute nicht mehr nur »Esoteriker«, sondern sie bewegt immer mehr Menschen: im privaten wie vor allem auch im beruflichen Umfeld, auf der Mitarbeiter- wie auch auf der Managementebene. Hier z. B. stellt man zunehmend fest, dass die traditionellen Personalentwicklungsinstrumente an den schwierigen Realitäten, denen sich Unternehmen heute ausgesetzt sehen, vorbeigehen. So gibt es eine weitverbreitete Suche nach einem Werkzeug, das nicht auf irgendwelchen Behauptungen basiert, sondern auch für den kritischen Geist nachvollziehbar und überprüfbar ist. Und das nicht nur im Seminarraum funktioniert, sondern auch in den konkreten Situationen des Alltags.

Die Macht klassischer Musik

Die Rossini-Methode mit ihrer inzwischen fast 30-jährigen Entwicklungsgeschichte hat sich als ein solches Instrumentarium erwiesen.
Die Erschließung und die fortwährende Nutzung der inneren Kräfte gelingen hier durch geringfügige Veränderungen bzw. Ergänzungen der Bewegungsmuster.
Diese Techniken müssen weder langwierig

noch mühselig erlernt werden, sie setzen weder Fitness noch Geschicklichkeit und schon gar keine »blinde Gläubigkeit« voraus, und es ist auch nicht erforderlich, ihretwegen sein Leben umzustülpen. Im Gegenteil, alles kann erst einmal so bleiben, wie es ist – die Veränderungen kommen dennoch. Auf leisen Sohlen – aber sie kommen. Und zwar recht zügig und mit Hilfe eines mächtigen Verbündeten. Und dieser mächtige Verbündete heißt Musik!

Musikbewegungen und Hirnforschung

Die spannendste Wissenschaft der Gegenwart, die Hirnforschung mit ihrem ständigen Zuwachs an neuen Erkenntnissen über unser Innenleben, macht sehr deutlich, welche herausragende Rolle die Emotionen in unserem Leben spielen. Jeder Gedanke, jede Entscheidung wird gesteuert von Emotionen. Es gibt keinen »rein sachlichen« Gedanken, die Annahme einer reinen Vernunft geht in die Irre. Es gilt vielmehr dieses Motto:

> *So, wie wir uns fühlen, so leben, lieben, leiten und denken wir!*

Diese Erkenntnisse sind neu und stellen das Theoriegebäude der traditionellen Persönlichkeitstrainings (»Wir sind, was wir denken«) auf den Kopf. Und sie machen ihre häufig beklagte Wirkungslosigkeit verständlich. Die Idee, Alltagsbewegungen für emotionale Musik zu öffnen und beides miteinander in Resonanz zu bringen, hat sich als ein wunderbarer Zugang zum Innenleben erwiesen. Die heilsame, motivierende Kraft der Musik verbindet sich mit der Psychomotorik und steuert über das Körpergefühl die Emotionen, Gefühle und Gedanken. Hier wird ein Hebel genutzt, für den sich, über das Selbstcoaching hinaus, interessante Anwendungsmöglichkeiten denken lassen.

Die Wurzeln der Rossini-Methode

Die Rossini-Methode setzt die Erkenntnisse der Neurobiologie, der Flow-Psychologie und Psychomotorik direkt um – in einem alltagstauglichen, einfachen, transparenten Selbsthilfe-Instrument:
Die **positiven somatischen Marker** (Damasio) sind die Grundlage für ein gutes Lebensgefühl, auch im beruflichen Kontext. Wer seine Arbeit mit den PSM verbinden kann, der erledigt sie besser und gewinnt gleichzeitig eine weitgehende Immunität gegen Stress und andere Störungen. Die **Neuro-Forschung** (Hüther, Spitzer, Roth) zeigt, wie unser Hirn funktioniert, wie sich der Zugang zum Unbewussten öffnet und wie wir über neue emotionale Erfahrungen den Kontakt zu den positiven somatischen Markern wiederherstellen.
Die **Flow-Psychologie** (Csikszentmihalyi) beschreibt an zahlreichen Beispielen, wie

jede Tätigkeit durch die Verbindung mit PSM zu einer Flow-Erfahrung werden kann. Auch solche, von denen man es nicht vermuten würde. Die **biodynamische Körperpsychologie** (Gerda Boyesen) hat herausgefunden, wie kleine Bewegungen tiefste und auch alte Anspannungen vollkommen auflösen können. Und die **Psychomotorik** ist die Basis jeder gezielten Verhaltensänderung.

Die vier Ziele der Rossini-Methode

Die vier Ziele der Rossini-Methode sind:
1. Verschiedene Musikbewegungen werden zu Selbstcoaching-Instrumenten, mit denen Sie negative Gedanken und Gefühle abfangen, Spannungen loslassen und sich selbst motivieren können. In heiklen Situationen reagiert der Organismus künftig weniger mit innerem Druck, Ängsten, Hemmungen oder Schwäche.
2. Positive Emotionen sollen eine größere Rolle im Leben spielen. Das gelingt durch neue Anknüpfungen der positiven somatischen Marker (PSM), über die jeder gesunde Mensch im ausreichenden Maße verfügt. Die somatischen Marker steuern das ganze Leben!
3. Die Entdeckung und Stärkung von Flow als gefühlte Stärke: »Ich bin richtig, ich bin wichtig, und ich werde es schaffen!« – »Ich lebe meine Möglichkeiten« und »Ich habe immer die Wahl«.
4. Die »gefühlte Stille« wird zum festen Bestandteil Ihres Alltags – idealerweise tauchen Sie dann mehrfach am Tag in einen Raum innerer Gelassenheit ein, erholen sich, finden sich und laden immer wieder neu auf. In den letzen zehn Jahren wurde die Suche nach neuen Perspekti-

Zur Geschichte

Die Rossini-Methode ist das Ergebnis langjähriger psychotherapeutischer Praxis und der Arbeit mit rund zweitausend Gruppen an Volkshochschulen in ganz Deutschland. Ihr Praxisbezug resultiert aus der Begegnung mit sehr vielen Menschen, die etwas in ihrem Leben verändern wollen oder müssen.

Dafür gibt es viele Gründe: Krisen oder Umbrüche erschüttern die gewohnte Ordnung. Der Körper spielt nicht mehr so mit, die geistigen Kräfte erlahmen. Aber auch die Suche nach neuen Themen, Zielen und Impulsen, nach mehr Leben im Leben treibt die Menschen um – der Wunsch nach einem »Hebel« zum »Abschalten, Umschalten und Hochschalten«. Und auch die bange Frage »Soll das schon alles gewesen sein?«. Sie ist nicht nur der Ausdruck einer Midlife-Crisis, vielmehr beschäftigt sie heute schon Menschen in den Dreißigern.

ven, Lösungen und Anregungen zu einer breiten Bewegung in der Mitte unserer Gesellschaft. Und das nicht nur als Reaktion auf den zunehmenden Druck in den privaten und beruflichen Welten, sondern auch als Folge veränderter Erwartungen an das Leben. Und der zu Verfügung stehenden »Frei-Zeit«, sich z.B. damit zu beschäftigen:

Wer bin ich, wo stehe ich?
Wie finde ich wahre Zufriedenheit und Glück in meinem Leben?
Wie komme ich raus aus der täglichen Tretmühle?
Wie kann ich mutiger werden?

Die Menschen suchen nach einem Instrumentarium, dem schon erwähnten »Hebel«, um das zur Entfaltung zu bringen, was sie an ungelebten Möglichkeiten in sich spüren, wonach sie sich sehnen.

»Sprenge deine Fesseln!«

Dieses »Andere«, das es doch geben muss, auch wenn es vielleicht nur eine undeutliche Ahnung davon gibt. Als Antwort auf diese Fragen werden heute auch in der westlichen Welt verschiedene Wege angeboten:
Am populärsten ist sicherlich die fernöstliche Variante. Yoga, Qigong, Tai-Chi u.a. Techniken mit exakt vorgezeichneten Bewegungen, die Körper, Geist und Seele heilen und stärken sollen.

Mentaltrainings (»Denke positiv!«) versuchen, alte Glaubenssätze zu erkennen und zu verändern, um so Optimismus und Selbstvertrauen ins Leben zu bringen.
Und die Wellnessangebote fordern unaufhörlich dazu auf, man möge es sich gutgehen lassen, entspannen, die Seele baumeln lassen – dann werde alles gut.
Die Rossini-Methode spricht alle die an, für die diese Angebote nicht attraktiv, zu aufwendig oder zu einseitig sind oder die mit ihnen keine positiven Erfahrungen machen konnten. Sie ist eine Alternative, wenn der Lotossitz nicht gelingt, die Entspannungsappelle nicht fruchten, positive Affirmationen und andere Denkanstrengungen nicht geholfen haben. Wenn man zurück ist vom Jakobsweg oder aus dem Kloster – und der Alltag wieder zuschlägt.

Viele Vorteile

Zum Üben der Musikbewegungen muss man sich nicht überwinden, weil die Verbindung von Musik und positiven Bewegungen die gleichen Lustzentren im Gehirn aktiviert wie Schokolade oder guter Sex. Und von diesen Gefühlen will man in der Regel mehr.

- Wer die Musikbewegungen einmal in sich verankert hat, dem helfen sie im Alltag, auch in sehr kritischen Situationen.
- Man kann die Rossini-Methode als Home-Training nutzen, um Flow und die gefühlte Stille stärker in seinem Leben zu verankern, aber es ist auch möglich, gezielt an einzelnen Schwächen zu arbeiten:

- Wer z. B. Schwierigkeiten hat, klar und eindeutig »nein« zu sagen, ohne inneren Stress und Schuldgefühle, oder sich nicht konzentrieren kann und/oder kein Durchhaltevermögen hat.
- Wer nicht mehr richtig abschalten oder seine Aufregung, Erregung, Gefühlswallungen nicht richtig kontrollieren kann.
- Wer zu häufig unangenehmen Dingen aus dem Wege geht oder keine richtigen stimmigen Ziele für sich selbst findet.

Der kann mit der Rossini-Methode fokussiert an diesen Themen arbeiten, immer dann, wenn es erforderlich ist. Dazu mehr im Praxisteil dieses Buchs.

Positive Erfahrungen

Die Rossini-Methode wurde auch bei ausgesuchten Zielgruppen erfolgreich erprobt, bislang bei Burn-out-Patienten, Führungskräften in der öffentlichen Verwaltung, Menschen mit chronischen Rückenschmerzen, mit Panikattacken beim Autofahren, Frauen nach Krebs, Paaren in der Krise, Kindern im Grundschulalter. Systematisch erforscht wurden die Effekte in den letzten beiden Jahren bei 230 Teilnehmern von insgesamt 18 Gruppen an sechs verschiedenen Volkshochschulen in Niedersachsen, NRW und Baden-Württemberg. Bei Teilnehmerbefragungen zeigte sich vor allem, dass ihre Motivation durch die Verknüpfung der Übungen mit ausdrucksstarker Musik erheblich gesteigert wurde. 85 Prozent der Befragten äußerten die Absicht, die Musikbewegungen vertiefend zu erlernen und sie auch in Alltagssituationen erproben zu wollen. Über 70 Prozent setzten diese Absicht dann auch tatsächlich um. Der berüchtigte »innere Schweinehund« verliert also bei der Rossini-Methode erheblich an Einfluss!

Die vier Elemente der Rossini-Methode

Gemeinsam entwickeln spezielle Entspannungs- und Aufrichtungsbewegungen, emotionale Musik, innere Bilder und Vorstellungen sowie Kieferarbeit, Kräfte, die auch die angespannteste Körper- und Gedankenwelt durchrütteln.

Diese Elemente bahnen den Zugang zum Unbewussten. Jedem wird klarer, was im Leben wichtig ist, worauf es wirklich ankommt. Und das motiviert uns, in unserem Fühlen, Denken und Handeln und in unseren Beziehungen neue Wege zu gehen.

Bewegungen und positive Gedanken

Wenn positive Gedanken mit Ihren Bewegungen zusammenpassen, dann liegt Ihnen die Welt zu Füßen. Wenn Gedanken und Bewegungen zusammenpassen, dann spüren Sie genau, was Sie wollen.

Dann kennen Sie Ihren Weg. Dann gehen Sie Ihren Weg. Weder Selbstzweifel noch Ängste halten Sie auf. Und auch das übliche Zaudern, Abwarten, Abwägen, Schuldgefühle und falsche Rücksichtsnahmen spielen keine Rolle mehr und werden Sie nicht stoppen.
Wenn Bewegungen und Gedanken zur Einheit werden, dann entwickelt sich daraus eine positive Dynamik. Sie schöpfen Ihre Möglichkeiten aus und bewegen sich nach vorn, über Schwierigkeiten und Hindernisse hinweg. Die Bewegungen ziehen die Gedanken mit sich. Wenn Gefühle und Gedanken zusammenkommen, dann kommen Sie immer wieder in den Flow-Zustand, und was das für das Lebensgefühl und auch für den Erfolg im Leben bedeutet, habe ich bereits angedeutet.

Ein kleiner Selbstversuch

Nehmen Sie sich etwa zehn Minuten Zeit, und schauen Sie mit Ihrem inneren Auge einige Tage voraus. Lassen Sie die kommenden Tage, so, wie Sie diese geplant haben, wie einen inneren Film ablaufen. Und suchen Sie dann einen Moment, auf den Sie sich freuen. Die Begegnung mit einem lieben Menschen, Sport oder Spiel, ein schönes Essen, was auch immer … Wichtig ist nur, dass diese Situation auch tatsächlich eintreten kann. Dieser Selbstversuch hat zwei Phasen. In der ersten Phase lassen Sie Ihre Schultern einfach bewusst hängen. Die Arme fallen herab, während Sie sich mit Ihrem inneren Bild beschäftigen. Verharren Sie in dieser Haltung bitte mindestens drei Minuten. Im zweiten Teil dieses Selbstversuchs lösen Sie Ihre Schultern und bewegen die Arme auf eine angenehme, lockere, beschwingte Art und Weise. Es müssen keine gewaltigen Bewegungen sein, es genügen auch ganz kleine, unauffällige. Wenn Sie jetzt beide Haltungen bzw. Bewegungen miteinander vergleichen, dann werden Sie zweifelsohne feststellen, dass das Gefühl der Freude zuerst schwächer wurde und sich im zweiten Teil steigerte und verbreiterte.

Zwei grundsätzliche Richtungen

Entweder stimulieren Bewegungen die Gedanken, oder umgekehrt. Dann steuern die Gedanken die Bewegungen. Dieser Zusammenhang bildet den eigentlichen theoretischen Kern der Rossini-Methode. Um sich diesen essenziellen Aspekt noch deutlicher machen zu können, sollten Sie den Selbstversuch in einer etwas erweiterten Form wiederholen. Ziehen Sie im ersten Teil die Schultern an. Nicht unbedingt verkrampft bis unter die Ohren, aber doch deutlich. Die Arme sind dabei am Oberkörper angelegt. In dieser Haltung denken Sie jetzt an die nächste Woche, und versuchen Sie etwas zu finden, worauf Sie sich freuen, was Ihr Leben lebenswert erscheinen lässt, was Sie anspricht und was Sie interessiert.

Vorfreude und Interesse

Im zweiten Teil dieses Experiments machen Sie es ganz anders. Sie finden eine Bewegung, die Ihnen Laune bringt, vielleicht wieder die schwingende Armbewegung, aber es kann sich natürlich auch der ganze Körper bewegen. Der Kiefer, das Becken. Und jetzt blicken Sie wieder nach vorn – auf der Suche nach schönen Erlebnissen usw. Sie werden mit Sicherheit feststellen, dass Sie aus den angenehmen, den schönen Bewegungen heraus eine freudige Sicht auf das Kommende haben. Sie verspüren Vorfreude und Interesse. Während Sie sicherlich im ersten, selbstblockierten Zustand ganz anders empfunden haben. Über diese Verbindungen kommen Sie in die tiefsten Schichten Ihres Seins, und Sie schöpfen Ihre Möglichkeiten bis zum Maximum aus. Gleichzeitig öffnen sich fortwährend neue Räume, die Sie neugierig betreten können.

Bewegungen befreien den Kopf

Ich habe vor einiger Zeit mit einem Fußballprofi gearbeitet, dessen außerordentliche fußballerische Fähigkeiten außer Frage standen. Er war ein genialer Techniker, dem mit dem Ball alles gelang, ein Trainingsweltmeister. Im Spiel sah es allerdings sehr häufig anders aus. Er blieb immer wieder weit hinter den Erwartungen zurück. Auch hier blitzte zwar seine technische Brillanz auf, allerdings gelang es ihm nur sehr selten, dem Spiel seiner Mannschaft Schwung zu verleihen. Er spielte allzu vorsichtig, zu kontrolliert, vorhersehbar. So zog sich mit der Zeit für ihn die Stressschraube immer weiter an, und er kam immer häufiger in Zustände, in denen er an sich zweifelte und nah dran war, aufzugeben. Was ganz klar war: Seine exzellente fußballerische Motorik wurde von seinen Gedanken ausgebremst. Sein Kopf, seine Gedanken waren besetzt mit den Erwartungen, die auf ihm lasteten. Er wollte ihnen entsprechen, er wollte keine Fehler machen. Er wollte es gut machen, besonders gut. Und während er noch damit beschäftigt war, hatte ihm häufig dann schon ein Spieler der gegnerischen Mannschaft den Ball weggeschnappt.

Hohe Erwartungen

Sein Leben lang schon hatte er versucht, anderen zu gefallen, in diesem Fall seinen Eltern. Sie hatten früh sein Talent erkannt und Riesenerwartungen entwickelt. Sehr früh hatte sein Vater angefangen, ihn in den Fußballverein zu schicken, und er war bei jedem Spiel dabei, stand an der Seitenlinie. War ein glücklicher Vater, wenn der Sohn Tore schoss, und ein enttäuschter, wenn es nicht klappte. Unter einem solchen, man kann fast sagen lebenslangen, Druck müssen sich innere Bremsen herausbilden, es geht gar nicht anders. Bremsen, die das ganze System und vor allem dessen spontane Regungen unter Kontrolle halten. Kreativität, Risikobereitschaft, Draufgängertum sind dann nicht mehr zu erwarten.

Neue Welten

Wir haben bei unserer Zusammenarbeit nicht ein einziges Wort über Fußball gesprochen. Ich habe ihm stattdessen viele neue Welten gezeigt: die Welt der Musik und die Welt der positiven Bewegungen. Die Trommler aus Burundi, den heißen

Blues von Muddy Waters, die beschwingenden Klänge von Rossini und Franz von Suppé. Mitreißende afrikanische Chöre. Romantische Passagen in Mozarts Klaviermusik und aufrüttelnde Rockpassagen, von den Stones und Bruce Springsteen. Und er hat die Welt der positiven Bewegungen kennengelernt: entspannende Bewegungen, meditative Bewegungen, Loslassbewegungen, aber auch wilde, ekstatische, begeisternde Bewegungen. Aus diesen verschiedenen Angeboten heraus entwickelten sich seine individuellen, ganz speziellen Musikbewegungen. Hier war es nur eine Frage der Zeit, bis ihm diese Musikbewegungen »zu Kopf stiegen«, d.h., bis sie jene Gedanken, inneren Bilder und Vorstellungen auslösten, die zu diesen Bewegungen passen.

Es brauchte nur wenige gemeinsame Trainings, und die motorisch-mentale Verkoppelung funktionierte wieder. Die hinderlichen inneren Bremsen griffen nur noch schwach, und die Gedanken befreiten sich aus dem Joch der Anpassung. Jetzt gingen sie in eine Richtung, die ein Fußballer braucht: Ich marschiere los, ich will es schaffen, gebe nicht auf, und wenn ich es jetzt nicht schaffe, dann versuche ich es gleich beim nächsten Mal wieder … Hier haben Bewegungen den Kopf befreit.

Ängste und Hemmungen besiegen

Wer Ängste bewältigen will, der muss es wirklich wollen. Im Gegensatz zur vorangehenden Geschichte ist hier zuerst der Kopf gefragt. Immer mehr Menschen haben beim Autofahren einen treuen Begleiter: die Angst vor einer Panikattacke. Dieses Phänomen entwickelt sich im Verborgenen. Die Betroffenen sind wohl in der Lage, Auto zu fahren, sie meiden aber bestimmte Situationen wie das Befahren von Autobahnen oder Brücken oder das Passieren von Tunneln. Ich bin sicher, dass die Anzahl der von solchen Ängsten Geplagten in Deutschland in die Millionen geht – und sie wächst.

Jemand, der diese Ängste überwinden will, muss sich natürlich in den Wagen setzen und die kritischen Situationen aufsuchen. Solche Ängste können nur dort bearbeitet werden, wo sie auftreten. Nicht im stillen Kämmerlein. Ich habe z.B. eine solche Frau mehrfach begleitet und natürlich sehr schnell gesehen, dass sich der ganze Körper vollkommen verspannt, wenn sie sich der Autobahn nähert. Im Kopf kreisen die Gedanken: »Ich will, ich will, ich will.« Der Körper allerdings sagt die ganze Zeit: »Nein, nein, nein!« Dies nämlich ist die Botschaft seiner Anspannung. Das Resultat: Es klappt nicht. Die Gedankenkraft war irgendwann aufgebraucht. Dann kommen die Resignation und dann die Angst. Nun hat unsere tapfere Autofahrerin die Musikbewegungen gelernt, und das ändert ihre Situation vollkommen. Jetzt setzt sie bewusst in dem Augenblick, in dem sie sich der Autobahn nähert, einige Instrumente der Rossini-Methode ein. Sie bewegt Kiefer und Becken, singt dazu und versucht, mit Hilfe dieser positiven Bewegungen, stärkende, optimistische Gedanken oder innere Bilder in den Kopf zu bringen. Diese lösenden körperlich-mentalen Reaktionen würden sich in Angstsituationen nie von allein einstellen, sie müssen mit der Kraft des Willens und der Gedanken gezielt ausgelöst werden!

Eine ursprüngliche Einheit

Gedanken und Bewegungen sind vitale Funktionen des Menschen. Am Anfang des Lebens sind Gedanken und Bewegungen identisch. Das freie Kind folgt seinem Bedürfnis und setzt den gesamten Organismus ein, um dieses Bedürfnis zu erfüllen. Wer diese Verbindung über die Jahre retten kann, dessen Leben wird ein erfolgreiches sein. Nur gelingt dies in den seltensten Fällen. Die Trennung dieser Kraftquellen ereignet sich in frühen Jahren und ist ständig und überall zu beobachten.
Zum Beispiel in einer Bäckerei. Hinter der Theke eine junge und offensichtlich belastbare Verkäuferin und vor mir eine Mutter mit ihrer circa vierjährigen Tochter. Die Mutter bestellt ein Schokoladenbrötchen für ihre Tochter, woraufhin diese anfängt, vor Glück und Begeisterung auf und ab zu springen. Es ist die reine Freude, die Vorfreude. Die Augen strahlen, der ganze Körper drückt Freude aus. Und Freude bewegt natürlich. Und dieses Mädchen hüpft also vor Begeisterung. Daraufhin schreitet die Mutter nach wenigen Sekunden ein. »Lass das Springen, hör auf, sei ruhig!« Das kleine Mädchen springt weiter. Nun wird die Mutter richtig energisch und droht: »Wenn du jetzt nicht sofort aufhörst, kaufe ich dir das Brötchen nicht!« Das wirkt. Das kleine Mädchen bleibt stehen. Der Gesichtsausdruck verändert sich sofort, und als sie das Brötchen dann in die Hand bekommt, ist jede Begeisterung verschwunden. Sie isst es zwar, aber völlig ohne Freude.

»Ich bin, was ich tue!«

Die Abtrennung der Motorik von den Gefühlen und den Gedanken ist fatal und beschädigt das ganze Leben. Deswegen ist es so wichtig, diesen Prozess umzukehren, z. B. mit Hilfe der Rossini-Methode. Es lohnt sich immer und jederzeit.

So entsteht Stress: Gedanken und Bewegungen sind nicht verbunden. Beide führen ein Eigenleben. Es ist ein Zustand der »Nicht-Kohärenz«. Die Gedanken bremsen die Motorik, oder die Motorik bremst die Gedanken.

Und so soll es sein: Gedanken und Bewegungen bilden eine Einheit. Das heißt, sie verstärken sich wechselseitig und entwickeln neue Dynamiken. Das bewahrt uns zwar nicht vor schwierigen Situationen, aber wir erleben uns dann nicht mehr ausgeliefert und hilflos. Das ist der qualitative Sprung.

Die drei Wirkfaktoren

Wer Stress effektiv begegnen will, muss dort ansetzen, wo Druck und Verspannungen gespeichert sind: im Bauch, unserem emotionalen Gehirn. Spannungen wird man nur dann wirklich los, wenn der Organismus neue Impulse bekommt und zu seiner ursprünglichen Dynamik zurückfindet.

Wir sind von Natur aus mit einem Mechanismus ausgestattet, der ein inneres Umschalten ermöglicht, wenn es erforderlich ist. Sich selbst steuern und regulieren zu können bedeutet für viele Menschen wieder eine entscheidende Verbesserung des Lebensgefühls. Mit ihren besonderen Wirkfaktoren unterstützt Sie die Rossini-Methode darin, sich selbst besser zu verstehen und Ihrem Leben eine neue Richtung zu geben.

1. Musikbewegungen wecken Ihre Seelenkräfte

Der erste Wirkfaktor der Rossini-Methode ist die Musik. Was wäre, wenn es in unserem Leben keine Musik gäbe?
Kaum etwas spricht die Emotionen so stark an wie Musik. Sie treibt uns Tränen in die Augen, jagt uns Schauer über den Rücken und versetzt uns in Ekstase. Musik macht uns traurig, gelassen, aggressiv, glücklich oder bärenstark. Sie heilt, tröstet und beflügelt. Musik berührt unser Herz, geht in den Bauch und stimuliert das Gehirn wie ein rauschendes Erfolgserlebnis. Musik lässt Sie spüren, dass Sie einzigartig sind und das Leben voller großartiger Möglichkeiten ist.
Die Bedeutung der Musik für die Psyche des Menschen wird seit langem erforscht und vielfältig genutzt. Seit einigen Jahren beschäftigen sich auch die Hirnforscher damit, wie wir Musik aufnehmen und verarbeiten und wodurch ihre Wirkung bestimmt ist. Hier möchte ich mich auf einige wenige Aspekte beschränken, die für uns relevant sind. Die Prozesse, die in unserem Gehirn beim Musikhören ablaufen, sind außerordentlich komplex. Unser Hirn verarbeitet den Rhythmus, die Harmonien, die Melodie. Und schließlich haben wir auch unser Musikgedächtnis. Eine entscheidende Rolle spielt dabei das limbische System. Wenn wir sagen, die Musik berührt mich, so erklären es die Hirnforscher damit, dass die Musik direkt auf das limbische System wirkt, den Sitz unserer Gefühle. Den Sitz des menschlichen Gefühlslebens. Spannend daran ist: Bevor wir die Musik überhaupt hören, kommt sie bereits

im limbischen System an. Sie wird dort bewertet, denn diese Hirnregion bewertet einfach alles: Was wir tun oder was wir tun wollen und was wir erleben. Und das auch noch nach dem Lustprinzip. Aus dem »Hörsignal« wird sozusagen ein einzigartiges »Hörerlebnis«.

Schokolade zum Hören

Wird die Musik als lustvoll, als angenehm erlebt, so werden Endorphine, körpereigene Belohnungssubstanzen, ausgeschüttet, hier vor allem das Glückshormon Dopamin. Damit hat Musik eine vergleichbare Wirkung wie guter Sex und Schokolade. Musik ist also sozusagen hörbare Schokolade. Diese Wirkung stellt sich übrigens vor allem dann ein, wenn wir beim Musikhören schon in etwa ahnen und vorwegnehmen können, wie sich der nächste Ton, die weitere Melodie und Harmonie der gerade gehörten Musik entwickeln. Deswegen ist die beigelegte CD voller Ohrwürmer, und Gioachino Rossini führt die Hitparade an.

Dass wir zutiefst von Musik berührt werden können, ist seit Tausenden von Jahren in uns verwurzelt. Schon Embryonen nehmen – wie wissenschaftliche Studien bewiesen haben – Musik im Mutterleib wahr, und bereits zwei Tage nach der Geburt sind viele der für Musik zuständigen Hirnregionen aktiv. Nur ganz wenigen Menschen fehlt das sogenannte Musikgen, die Wissenschaftler nennen sie »Amusiker«, aber ansonsten funktionieren sie ganz normal.

Musik und Mensch sind untrennbar miteinander verbunden. In allen bekannten Kulturen und schon seit Urzeiten. In einer Höhle bei Blaubeuren wurde eine 35.000 Jahre alte Flöte aus Schwanenknochen gefunden, getoppt wird dieser Fund noch

Seit Ur- und Frühgeschichte ist Musik Bewegung

Viele Kulturen haben für Musik und Tanz dasselbe Wort, das eine gibt es ohne das andere nicht. Musik nur reglos über die Ohren wahrzunehmen ist eine ziemlich neue Sache. Erst seit ca. 300 Jahren gibt es das sogenannte »konzertante Zuhören«. In den alten Kulturen war Musik immer verbunden mit dem Antrieb zu tanzen, zu feiern und zu arbeiten. Und unser Gehirn spiegelt diese uralte Verknüpfung wider: Es besteht ein ganz enger und schnell zu aktivierender Zusammenhang zwischen der Wahrnehmung von Musik und der Aktivierung der Bewegungszentren im Gehirn.

Unsere Vorfahren in der Ur- und Frühgeschichte haben wichtige Erfahrungen über sich selbst und ihre Gemeinschaft immer in Verbindung von Musik und Bewegung, in Stammestänzen und Liedern festgehalten. Jede Zeit hatte ihre Rituale.

Bewegungen gehen ins Körpergedächtnis

Mit den passenden Musikbewegungen der Rossini-Methode kommen die inneren Bilder in Ihr Bewusstsein. Sie stellen die Verbindung zur konkreten Lebenssituation her, als Erinnerung oder besonders im Blick auf die Zukunft.

Diese inneren Bilder machen die Bewegungen zu ganz persönlichen, ureigenen Bewegungen, die sich verselbstständigen und in das Körpergedächtnis eingehen. Von hier aus werden sie »abrufbar«, wann immer Sie sie brauchen.

von einer Knochenflöte aus Slowenien, die 45.000 Jahre alt ist. Und natürlich sind Musik und Bewegung schon immer miteinander verbunden. Und wie ist es bei Ihnen? Wahrscheinlich sind auch in Ihrer Biografie alle wichtigen Stationen irgendwie mit Musik verknüpft. Wer an bedeutsame, schmerzhafte und natürlich auch glückliche Situationen in seinem Leben zurückdenkt, der wird sich sofort auch an die Musik erinnern, die dabei war: der Kindergeburtstag, die erste Fete, der erste Kuss, die Loslösung von den Eltern, Liebeskummer, Abschiede, die Hochzeit, der große Erfolg, die große Enttäuschung, nicht zuletzt auch der Tod eines Freundes oder Verwandten.

Musik weckt Erinnerungsbilder

Und wenn wir im Konzert unseres Lieblingsmusikers immer wieder nach den gleichen alten Liedern rufen, so passiert dies ja nicht so sehr um des Liedes selbst willen, sondern wegen der Erinnerungen und der Gefühle, die damit verknüpft sind. »Spiel noch mal das alte Lied – Gib mir das Gefühl zurück ...!« Welche Musik ist das für Sie? Und was passiert, wenn Sie sich diese Musik, dieses »alte Lied« ins Gedächtnis rufen? Sie bekommen vielleicht eine Gänsehaut oder fühlen sich angerührt, innerlich bewegt jedenfalls?
Erinnerungsbilder erscheinen vor Ihrem inneren Auge? Dann bestätigen Sie, was der kanadische Neuropsychologe Robert Zatorre Mitte der neunziger Jahre herausgefunden hat: Wenn wir uns Musik vorstellen, so löst das im Gehirn fast dieselben Wirkungen aus wie das tatsächliche Hören von Musik. Und es scheint so zu sein, dass es eine sehr »originalgetreue« Aufzeichnung von Musik im Gehirn gibt. Rhythmus, Tempo, Melodie, Tonhöhe – all das wird überraschend genau abgespeichert. Und zwar auch bei relativ unmusikalischen Menschen! Eine wesentliche Rolle spielen dabei, so die Forscher weiter, die Verbindung mit einem bedeutsamen, emotional wichtigen Erlebnis und die Wiederholung als ein Charakteristikum in bestimmten Musikstücken oder auch bei bestimmten Komponisten. »Unsere größten Komponisten waren Meister der Wiederholung«, schreibt Oliver Sacks in seinem Buch »Der einarmige Pianist«. Und

hier schließt sich nun der Kreis, sind wir wieder bei der Rossini-Methode angekommen. Und bei Rossini natürlich, der bei seinen Opern immer wieder in kleinen Variationen bestimmte musikalische Leitmotive, Leitthemen wiederholt, charakteristische Harmonien, die wie Erkennungszeichen wirken. Natürlich hat nicht nur Rossini um diesen Effekt gewusst (wenn damals auch noch ganz ohne Hirnforscher), sondern auch viele andere Komponisten und Musiker setzen dieses Gestaltungselement ein. Der hier beschriebene Zusammenhang wird in der Rossini-Methode gezielt und programmatisch genutzt.

Warum eigentlich Rossini-Methode?

Der entscheidende Anstoß, auch klassische Musik methodisch einzusetzen und mit den Techniken zu verbinden, die ich schon seit vielen Jahren als Körperpsychotherapeut anwende, kam ganz ungeplant in einer ziemlich heiklen Situation. In dem altehrwürdigen Berliner Wissenschafts- und Veranstaltungshaus Urania boten wir eine monatliche Abendveranstaltung an, »Yoga des lachenden Bauches« nannten wir sie. Das Ziel dieses Events lag darin, die Besucher zunächst einmal in Bewegung zu bringen, ihnen neue Übungen zu zeigen und so ein entspanntes Klima zu schaffen, in dem Kontakte, ein stressfreies Miteinander entstehen konnten. Es war immer viel Musik dabei, Blues, Rock und meditative Weisen.

Für eine dieser Veranstaltungen hatte sich der Berliner Rundfunk angesagt, es sollte einen Bericht über den Abend geben, mit Interviews und Live-Mitschnitten. Der Saal war voll, die Musikanlage aufgebaut, es konnte losgehen. Ein bisschen aufgeregt war ich an diesem Abend schon, aber das ist der natürliche, gute, stimulierende Stress. Dieser wandelte sich allerdings schlagartig, als ich meinen Laptop anschließen wollte und feststellen musste, dass er nicht funktionierte. Irgendwie abgestürzt und nicht wiederzubeleben. Keine Musik! Hundert Leute, die allesamt auf einen Punkt schauten, auf meine Hände nämlich, die mittlerweile nicht mehr zitterten und schwitzten, sondern eiskalt geworden waren. Meine Assistentin raste auf den Parkplatz, um im Auto nach CDs zu suchen. Nach irgendwelchen, denn diese Veranstaltung war ohne Musikbegleitung nicht denkbar. Sie kam schließlich mit der einzigen CD zurück, die sie in die Finger bekommen hatte, den Ouvertüren von Gioachino Rossini und Franz von Suppé.
Was nun folgte, ist schnell erzählt. Der Abend, der so missglückt begonnen hatte, wurde zu einem einzigartigen musikalischen Fest. Wer dabei war, wird es nicht vergessen. Zu Opernmusik zu tanzen, dabei in die eigenen Gefühle hinzugehen und mit anderen in eine gemeinsame Schwingung zu kommen war einfach mitreißend. Selten habe ich Menschen so begeistert und angezündet erlebt, und das bei dem bekannt kritischem Berliner Publikum. Damit war der Name »Rossini-Methode« gefunden!

Das Besondere bei Rossini

Viele, die das erste Mal von der Rossini-Methode hören, fragen uns »Rossini? Das ist doch ein italienischer Opernkomponist! Wo ist da der Zusammenhang mit Stress?«
Ich habe diese Methode nach Gioachino Rossini benannt, weil ich seine Musik einfach einzigartig finde. Sie berührt nach meiner Erfahrung wirklich jeden Menschen und bringt ihn, ob er es will oder nicht, in Bewegung. Auch den größten Bewegungsmuffel oder Psychoskeptiker. In seinen Opern geht es außerordentlich lebendig, sehr temperamentvoll und abwechslungsreich zu. Rossinis Musik ist so, wie wir uns das ideale Leben vorstellen: ein Wechselspiel von Dur und Moll, Heiterkeit und Ernst, von Höhen und Tiefen, Spannungsaufbau und Lösung, von Glücksmomenten und Bewährungszeiten.
Man könnte auch sagen: Er hat die »dynamische Welle«, wie wir sie in Kapitel 3 (siehe Seite 36) beschreiben, in Musik umgesetzt. Oder, anders gesagt: Das Auf und Ab seiner Melodien, das herrlich Beschwingende darin bildet ganz genau das ab, was wir unter dem Begriff »Flow« verstehen.
Aber: Es muss nicht immer Rossini und es muss auch überhaupt nicht unbedingt klassische Musik sein! Für das Training der Musikbewegungen eignen sich auch z. B. Blues und Rockmusik, eine Polka, Wiener Walzer, Musik aus der Karibik oder aus Afrika. Das heißt: Jeder kann seinem ganz individuellen Musikgeschmack folgen und sich also auch mit der eigenen Lieblingsmusik eine »Rossini-Reise« zusammenstellen, wenn die einzelnen Musikstücke dem unterschiedlichen Charakter der jeweiligen Musikbewegungen entsprechen.
Auch in meinen Seminaren setze ich Musik aus vielen verschiedenen Zeiten und Kulturen ein, und jede Gruppe entwickelt ihre besonderen Vorlieben. Eines hat sich allerdings gezeigt: Wenn jemand z. B. den »Schmetterling«, eine der Loslass-Bewegungen, über längere Zeit hinweg immer mit einer bestimmten Musik trainiert hat – z. B. mit der, die hier auf der CD ist –, dann verschmelzen die Musik und die Bewegungen so miteinander und hat sich diese Musik so stark verankert, dass sich die Wirkung bei anderer Musik nicht in gleicher Weise einstellt. »Dann schalte ich lieber meine innere Musik an«, sagte mir neulich eine Teilnehmerin. Das bestätigt die Erkenntnisse der Neuropsychologen: Wir lieben bei Musik die Wiederholung, das Eingängige und den »Belohnungseffekt«, der sich einstellt, wenn wir die Wendungen in Melodie und Rhythmus vorausahnen können.

2. Der Kiefer ist der Schlüssel

Kürzlich wurde in der Zeitung das Foto eines der großen deutschen Wirtschaftsbosse veröffentlicht, dessen Unternehmen auf Grund von Managementfehlern in die Krise geraten war. Was an diesem Bild besonders auffiel, waren die Gesichtszüge um den Mund herum: Fest geschlossene

Lippen, die Muskulatur an den Kieferknochen zeichnete sich deutlich ab und bildete stärker als alle Worte die enorme Anspannung des Mannes ab. Es gibt keinen Körperbereich, der die mit Stress- und Angstsituationen verbundene Anspannung unmittelbarer anzeigt als der Kiefer. Auch hier gilt allerdings, dass wir diese Anspannung zumeist gar nicht bewusst registrieren. Vielleicht haben Sie aber schon einmal festgestellt, dass Sie nach Erlebnissen, die für Sie extrem unangenehm oder vielleicht auch mit starker Angst besetzt waren, am nächsten Tag eine Art »Muskelkater« im Kieferbereich hatten? An der Haltung von Mund und Kiefer ist umgekehrt auch zu erkennen, ob ein Mensch entspannt, »im Fluss«, von Energie durchströmt ist. Ich meine:

Ein angespannter Kiefer macht schnell müde, blockiert den Fluss der Gefühle und Gedanken. Ein gelöster Kiefer bewirkt das Gegenteil, schließlich wussten schon die alten Inder, dass ein lockerer Kiefer den guten Liebhaber macht.

Beobachten Sie einmal Musiker, die ganz konzentriert und völlig in ihre Musik versunken z. B. Klavier oder Geige spielen. Sie werden feststellen, dass keiner von ihnen mit zusammengepressten Lippen dasitzt. Stattdessen haben viele von ihnen den Mund nicht nur leicht geöffnet, sondern bewegen unwillkürlich den Kiefer im Rhythmus ihrer Musik mit. Können Sie sich Hingabe, nicht zuletzt in der Liebe, mit zugekniffenen Lippen und angestrengt festgehaltener Kiefermuskulatur vorstellen? Als ich vor 15 Jahren anfing, mich beruflich auf Angst- und Stressprobleme zu konzentrieren, hatte ich sehr bald den Eindruck, dass sich alle meine Klienten irgendwie ähneln. Schließlich fand ich heraus, worin die Gemeinsamkeit lag: Es waren die angespannten Kiefer. Heute wage ich die Behauptung, dass Stress immer mit Kieferanspannung einhergeht – und umgekehrt: Ein sich entspannender Kiefer ist das sichere Zeichen dafür, dass sich auch der Stress auflöst. Aus Sicht der Körperpsychologie lässt sich dies plausibel erklären, denn Stress korrespondiert, wie wir gesehen haben, mit dem Zurückhalten und »Runterschlucken« von Gefühlen und Worten – und diese verstärkte Selbstkontrolle ist ohne Kieferbeteiligung gar nicht denkbar. Eine Frage bewegt mich immer wieder: Warum nur gibt es diesen starken Widerstand gegen Kieferbewegungen? Den meisten sind Entspannungsbewegungen mit dem Kiefer schlicht peinlich, sie schämen sich, wollen nicht dabei gesehen werden. Die einen fangen an zu kichern, die anderen machen erstmal »zu«. »Das sieht ja wahrscheinlich total blöde aus!« Dabei wirken wir mit spielenden Lippen wesentlich attraktiver als mit angespannten. Das wissen wir alle – und können dennoch die Hemmungen nur schwerlich ablegen. Sie müssen tief im Unterbewussten verankert sein. Sie lassen sich aber überwinden!

Die ultimative Energiequelle

Erst mit den Musikbewegungen habe ich einen guten Weg aus dieser Verklemmung gefunden. Und: Der Kiefer wird mit den Musikbewegungen zu einem Schlüssel für das gesamte Innenleben. Das Zusammenspiel von Kiefer und Becken ist die ultimative Energiequelle des Menschen, unabhängig von Alter und Gesundheitszustand. Wird sie wiederbelebt, dann haben Spannungsschmerzen, Ängste und andere Stresssymptome keine Chance mehr. Der leicht bewegte, entspannte Kiefer holt Sie heraus aus negativen Gedanken und Gefühlen. Auch Heilungsprozesse intensivieren sich, und es gibt einen ganz deutlichen Zuwachs in der Leistungsfähigkeit. Machen Sie doch gleich einmal einen kleinen Test: Pressen Sie die Lippen fest aufeinander, spannen Sie Ihren Kiefer an, und denken Sie in dieser »Haltung« drei Minuten lang: »Ich werde es ganz sicher schaffen.« Dann lockern Sie den Kiefer, bewegen ihn ein wenig hin und her und wiederholen diese positive Suggestion mit entspanntem Kiefer …

Ich weiß, warum Angela Merkel als Kanzlerin eine so souveräne Figur macht – denn ich habe sie gesehen. Und zwar während der Fernsehübertragung eines Konzerts in der Berliner Philharmonie. Zu Ehren der europäischen Staatenlenker wurde Beethovens Neunte Sinfonie gegeben. Alle saßen sie da, die einen gelangweilt, die anderen konzentriert angespannt. Nur eine Person »hing« im Sessel, der Mund war geöffnet und der Kiefer sicherlich völlig entspannt. Unsere Kanzlerin. Man spürte förmlich, wie sie mit der Musik verschmelzen konnte. Wie sich die Akkus wieder aufluden.

Sie wird die Rossini-Methode (noch) nicht kennen, das Prinzip des gelösten Kiefers ist ihr vertraut.

Alexanders bewältigte Sexprobleme

Er ist ein Mann in den besten Jahren, erfolgreicher Unternehmer, begehrter Single, aber mit ständiger Versagensangst beim Sex. »Ich bin zu angespannt dabei, so unter Druck, ich versuche mich total zu konzentrieren, aber jedes Mal werden meine Füße eiskalt, danach die Hände, und dann ist es nur noch schlimm.« Stress pur – und die entsprechenden Ängste vor dem nächsten Mal.

Seine Lippen blieben auch im lockeren Gespräch gepresst, und ich war mir sicher, dass er so nach dem Prinzip »Kiefer dicht, alles andere dicht« seinen Organismus lahmlegte, völlig unbewusst natürlich. Ich zeigte ihm ganz einfache Kieferübungen. Und tatsächlich, nach einigen Wochen saß mir ein völlig veränderter Mann gegenüber. »Gleich beim zweiten Versuch war es, als ob eine neue Kraft durch den ganzen Körper ziehen würde!« Ja, so kann es sich anfühlen!

3. Positive Suggestionen machen Sie stark

Im Training werden die Musikbewegungen mit Suggestionen verknüpft, die innere Bilder hervorrufen. Also beim Nein z. B.: »Ich will nicht! Nicht mit mir!« Wenn Sie bei der Rossini-Reise in die Nein-Bewegung hineingehen und sich dabei eine Situation vorstellen, in der Sie genau das immer schon mal sagen wollten, dann werden Sie wahrscheinlich feststellen, dass die Bewegung gleich eine ganz andere Dynamik bekommt. Und es stellt sich ein Gefühl dazu ein. Sie erhalten hier im Buch bzw. auf der CD einige Vorschläge zu den positiven Suggestionen. Diese dienen der Orientierung, sie zeigen die Richtung an, in die es gehen soll. Sie können aber auch andere bzw. weitere Formulierungen nehmen, die noch näher dran sind an Ihrer ganz persönlichen Situation. Probieren Sie einfach verschiedene Sätze aus, um festzustellen, welche besonders gut zu Ihnen passen. Sie können diese Sätze leise sagen oder auch laut, Sie können sie mit der Musik verbinden und diese Sätze also auch »singen«. Oder Sie denken sie einfach nur und nehmen sie so in Ihre innere Vorstellungswelt hinein. Sie erweitern damit die Bühne, auf der die von inneren Bildern gelenkten Stücke aufgeführt werden.

Kinder zeigen uns den Weg

Alle positiven Suggestionen, mit denen wir hier arbeiten, haben etwas gemeinsam, und das berührt eine Essenz der Rossini-Methode. Hier geht es nicht darum, »ein anderer« oder »eine andere« zu werden und sich selbst umzukrempeln. Darum heißt der Urtext aller positiven Suggestionen, der zugleich das Leitmotiv unserer ganzen Arbeit ist:

Ich bin richtig, ich bin wichtig. Und ich werde es schaffen!

Manchmal ist es schwierig, an dieses Grundgefühl anzuknüpfen. Da hadert man mit sich selbst, ist sich selbst nicht wohlgesonnen, liegt mit sich selbst im Streit. Es gibt eine ziemlich einfache Möglichkeit, sich da herauszuholen und sich zugleich ein kleines, aber sehr wirksames Geschenk zu bereiten. Es kostet nichts und ist fast überall erhältlich – überall dort nämlich, wo kleine Kinder sind.
Nehmen Sie sich ein bisschen Zeit, in der U-Bahn auf dem Weg zur Arbeit z. B.: anstatt sich hinter der Zeitung zu verstecken, oder im Supermarkt, anstatt sich über die lange Wartezeit an der Kasse aufzuregen: Schauen Sie hin und zu, wenn kleine Kinder in Ihrer Nähe sind. Hören Sie ihnen zu, tauchen Sie ab in ihre Welt! Obwohl die Erinnerungen an die eigene Kinderzeit in jedem Hirn abgespeichert sind, treten sie später nur selten ins Bewusstsein. Kinder aber lassen etwas von dem anklingen, was jeder von uns erlebt hat: die Zeit des vollkommenen Einsseins mit sich selbst.

Das Paradies der Kinder wiederfinden

Dieses Einssein ist ein wahrlich paradiesischer Zustand, in dem alles miteinander im Einklang schwingt. Und wenn wir damals schon in der Lage gewesen wären, unsere Gedanken und Gefühle zu artikulieren, dann hätten wir Sätze gesagt wie:

»Ich bin stark, ich werde alles schaffen! Von morgens bis abends freue ich mich über mich selbst und genieße es, dass die anderen sich auch über mich freuen. Ich bin ein Geschenk. Ich liebe mich, und ich liebe die anderen …«

Dieser Zustand ist bekanntlich zeitlich begrenzt. Auf die eine oder andere Weise wurden wir aus diesem Paradies vertrieben. Manche können sich etwas von diesem ursprünglichen Lebensgefühl bewahren, viele andere aber nicht. Unendlich viele Situationen wirken im Laufe der Jahre auf jeden Menschen ein, auch solche, die das Urvertrauen und die Urliebe erschüttern und verletzen.
Blicken Sie einmal zurück auf die Jahre Ihres Lebens, und versuchen Sie zu verfolgen, wie und wodurch sich Ihr Lebensgefühl in dieser Zeit gewandelt hat. Wie war es am Anfang, und wie ist es jetzt? Was waren die Vorstellungen, Freuden, die Erwartungen und Träume damals? Und was ist aus ihnen geworden? »Ich liebe mich – und ich liebe die anderen!« Ist das immer noch Ihre innere Melodie?
Wenn Ihre Antwort lautet: »Ja, das ist mein Grundgefühl. Ich liebe!«, dann haben Sie allen Anlass, sich zu freuen und den Menschen aus ganzem Herzen dankbar zu sein, die Sie auf Ihrem bisherigen Lebensweg begleitet haben.

»Ich bin ein Geschenk«

Den meisten Menschen unseres Kulturraumes geht es leider ganz anders. Ihnen sind solche Sätze wie diese Überschrift sehr fremd geworden, vielleicht finden sie sie sogar peinlich, unpassend und kindisch. Wer aber die Liebe zu sich selbst verliert, der verliert seine Urorientierung, der geistert durchs Leben. Er sucht Liebe bei und durch andere, oder er kompensiert die fehlende Liebe.

> *Viel Kälte ist unter den Menschen, weil wir nicht wagen, uns so herzlich zu geben, wie wir sind.*
> Albert Schweitzer

Möglichkeiten werden überall angeboten. Oder man schaltet sein System herunter, hält die Schwingung flach, dann muss man nicht mehr fühlen, träumen und handeln – sondern nur noch über die Jahre kommen. Mit Hilfe von Ärzten, Pillen, Kuren und anderen Maßnahmen kann das auch eine ganze Zeit klappen. Aber letztlich hadert jeder Mensch, der sich selbst nicht annehmen und wertschätzen kann, ständig mit sich – und mit vielen anderen auch. Irgendwann kommt dann der Experte mit einem Etikett.

Mich entsetzt immer wieder, mit welchen Zuschreibungen Menschen in meine Gruppen kommen. »Mein Arzt, mein Heilpraktiker, mein Coach, mein spiritueller Lehrer … sagt mir, ich sei depressiv, neurotisch, zurückgeblieben, Borderliner, zu egoistisch, zu sehr mit mir selbst beschäftigt etc.« Was soll der Unsinn? Diese Diagnosen gaukeln eine Objektivität vor, die es überhaupt nicht gibt. (Leider grassiert dieses Suchen nach Einordnung seit einigen Jahren auch bei Kindern. Aber das ist ein anderes Thema.) Und sie führen auf die falsche Fährte. Sie haben es vielleicht schon selbst erlebt: Depressionen, Ängste, Spannungsschmerzen, Antriebsarmut, Selbstabwertung: Alle diese Symptome sind durchaus flüchtige Phänomene. Sie schwinden, wenn es wieder schwingt! Und es schwingt, wenn wir zurückkommen zur Selbstliebe.

Und so ist die Rossini-Reise auch eine (Rück-)Reise zu diesem essenziellen Lebensgefühl. Ich bin ein Geschenk … Schenken Sie sich viele Rossini-Reisen in Ihrem Leben!

Schmerz, Körper und Seele

Unser Körper kann viel über den Zustand unserer Seele verraten. Wir müssen heute deshalb neue Ansätze finden, um alte Probleme lösen zu können. Das ist gilt z. B. für das klassische Stressthema: »Woher kommt der Schmerz?« Etwa sieben Millionen Menschen in Deutschland leiden täglich an Rückenschmerzen, zwei Millionen unter Kopfschmerzen. Täglich! Diese Schmerzen haben sich »chronifiziert« und können jederzeit ausbrechen, auch dann, wenn Kopf oder Rücken keinerlei Belastungen ausgesetzt ist.

Die Wissenschaft hat jetzt die Existenz eines Schmerzgedächtnisses entdeckt, in das sich entsprechende Schmerzmuster so stark einspeichern können, dass sie sich jederzeit aktualisieren können. Dieses Phänomen ist, wie wir sehen werden, auch das Merkmal anderer Stresssymptome, ob es sich um Nervosität, Ängste, Schlafstörungen, Lustverlust oder andere Beeinträchtigungen handelt. Solange sie kommen und gehen, entspricht dies einer normalen Anpassung an das Auf und Ab im Leben. Wenn diese Symptome aber immer häufiger auftreten und immer länger bleiben, dann befindet sich der Organismus im Stress. Er kann sich nicht mehr allein helfen und braucht Hilfe.

Ob wir es nun Stressgedächtnis, Schmerzgedächtnis oder Angstgedächtnis nennen, die Symptome »entspringen einem fein ineinander verwobenen Gefüge aus Körperreaktionen, Psyche und Lebensumständen. Sie alle miteinander bestimmen gleichermaßen, ob, wann und wie stark Symptome ausbrechen.« (aus: Der Spiegel, 36/2008, zum Thema: Was der Körper über die Seele verrät). Nun wird deutlich, warum Entspannung allein nicht wirken kann.

Kapitel 6

Die Rossini-Methode in der Praxis

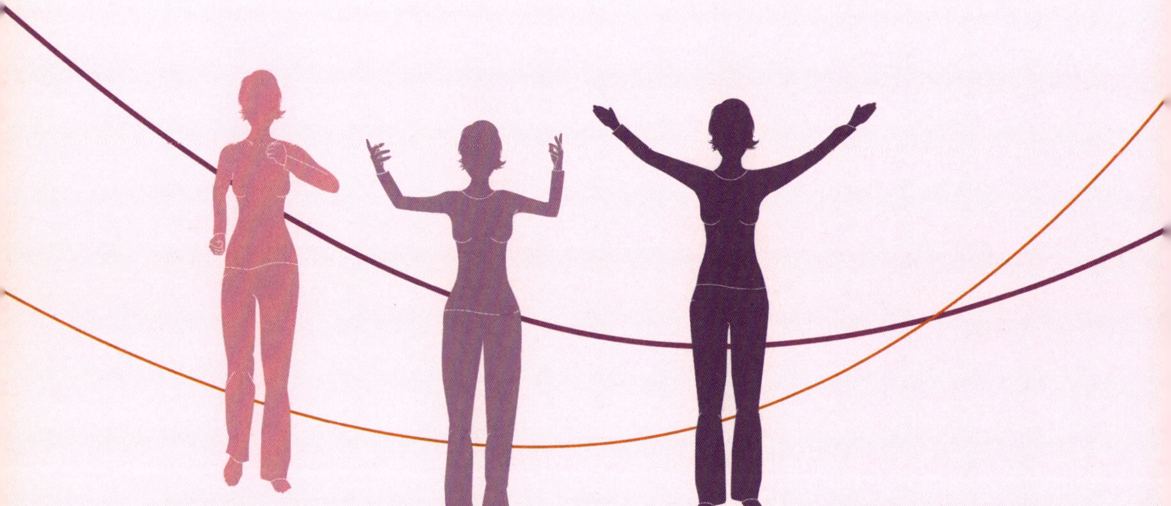

Die Musikbewegungen

Das Kernstück der Rossini-Methode bilden sechs einfache Bewegungen, vor allem des Kiefers, der Arme und des Beckens. Durch die Verschmelzung mit ausdrucksstarker Musik werden sie zu Musikbewegungen, die auf eine einzigartige Weise das Innenleben anregen und beruhigen können und auch gezielt für die Bewältigung von Problemsituationen genutzt werden können.

Entdecken Sie Ihre Bewegungsmuster

Die Bewegungen der Rossini-Methode unterscheiden sich erheblich von anderen Körpertechniken wie z. B. Yoga oder Tai-Chi, bei denen die Körperhaltung, die einzelne Bewegung und der Bewegungsablauf ganz genau fest- und vorgeschrieben sind. Das ist hier nicht so, im Gegenteil. Grundlegend für alle Übungen ist der fließende Wechsel von Anspannung und Entspannung, von Dynamik und Ruhe, von Loslegen und Loslassen. Dies führt zur vollständigen Erholung von Körper, Geist und Seele. Die Übungen der dynamischen Entspannung wirken tief, bis in unser »emotionales Gehirn«, den Bauch. Bei den Bewegungen der Rossini-Methode geht es vor allem darum, dass Sie Ihre eigenen, persönlichen Bewegungsmuster finden. Dazu brauchen Sie keinerlei besondere Vorkenntnisse, ja, Sie können sogar ein Sportmuffel sein. Nehmen wir als Beispiel die Nein-Bewegung. In meinen Seminaren erläutere ich diese Bewegung so: »Stoßen Sie Ihre Ellenbogen kräftig zur Seite oder nach hinten. Machen Sie es mit beiden Armen gleichzeitig oder auch nacheinander.« Probieren Sie es doch schon mal, es wirkt.

Kein Richtig oder Falsch

Wie hoch Sie dabei die Arme nehmen und wie ausladend die Bewegungen sind, ob Sie dabei sitzen, stehen, durch den Raum gehen oder sogar liegen: Das alles ist Ihnen überlassen. Weil es nicht auf eine bestimmte Position des Körpers oder die Exaktheit der Ausführung ankommt, sondern auf die Gefühle und Bilder, die durch die Musikbewegungen ins Bewusstsein geholt werden und sich im Körper verankern sollen. Deshalb gibt es auch kein »Richtig« oder »Falsch«. Der Maßstab dafür sind Sie. Ist die Bewegung stimmig? Wenn sich für Sie die Nein-Bewegung überzeugend anfühlt, dann ist sie für Sie richtig und wird Sie weiterbringen. Die Musikbewegungen, die ich hier beschreibe, sind nur Vorschläge.

Probieren Sie sie aus. Es sind Bewegungen, die in meinen Seminaren als passend erlebt wurden. Finden Sie heraus, was Ihnen gut tut. Sie brauchen wenig Platz und können dieses Training ganz problemlos in Ihren Alltag integrieren.
Diese Trainings für jedermann – auch für Skeptiker und Couch-Potatoes, Beleibte und Gehemmte und für Männer – stimulieren und stärken grundlegende Antriebskräfte des Menschen. Diese verschiedenen Stationen werden in der Rossini-Reise beschrieben: allen voran die **Winning Moves**, die kleinen Bewegungen, die Flow ins Leben bringen. Das **Abklopfen**, das so etwas wie das Kofferpacken zu Beginn der Reise ist. Es vertreibt die Unlust und erleichtert das Anfangen. Die **Nein-Bewegung**, mit der wir uns abgrenzen, befreien und uns einen eigenen Raum schaffen. Die beiden **Ich-Bewegungen**, die uns stärken und uns mit Selbstvertrauen erfüllen. Die beiden **Ja-Bewegungen**, die uns dabei unterstützen, unsere Stärke in Handeln umzusetzen und uns auf den Weg zu machen. Die **Loslassbewegungen**, die das psychische Entschlacken fördern, alles Belastende abfließen lassen und auch die letzten Spannungen im Bauch lösen. Die **bewegte Stille**, die Gelassenheit, ist das Ziel der Reise: Hier sind wir ganz bei uns angekommen und dem nah, was wir suchen.

Nr. 1 Die Nein-Bewegungen

Sie fragen sich vielleicht: »Darf ich denn nein sagen, ist es nicht viel zu negativ, mit dem Nein zu beginnen? Warum nicht erst mal etwas Positives?« Dabei ist das Nein eine sehr positive Sache! Ohne die dunkle Nacht kann der Tag nicht hell erstrahlen. Ohne das freie »Nein« können Sie nicht aus vollem Herzen »ja« sagen. Tatsächlich ist es aber leider so, dass diese Urbewegung heute bei vielen Menschen gehemmt ist und dass das »Neinsagen« uns Probleme bereitet. Lieber suchen wir die Übereinstimmung oder den Kompromiss als Weg des geringsten Widerstands. Oder wir meinen, ja sagen zu müssen, um mit einem Nein niemanden zu verletzten oder zu enttäuschen. Die Ursachen dafür werden früh gelegt. Wenn das Kind auf die Frage »Gibst du der Tante mal einen Kuss?« mit einem klaren Nein antwortet, heißt es gleich: »Jetzt ist die Tante aber ganz traurig.« Hier fängt der Weg in die Anpassung an. Ob in der Partnerschaft, in der Familie oder im Beruf: Das Nein schützt uns davor, unsere eigenen Bedürfnisse aus dem Blick zu verlieren, uns völlig zu verausgaben und auch davor, ausgenutzt zu werden.

Nr. 2 Die Ich-Bewegungen

So, wie das gute Nein die Voraussetzung für das freie, offene Ja ist, gilt hier in ähnlicher Weise, dass die beiden Pole zusammengehören: Das wunderbare Erlebnis von Gemeinschaft und ein positives Wir-Gefühl sind nicht möglich ohne ein selbstbewusstes, unabhängiges Ich. Das Ich, das hier gemeint ist, ist kein aufgeblasener Egoismus, sondern im Gegenteil: Je mehr das Ich von Selbstvertrauen getragen ist, desto eher können wir erfüllende Beziehungen zu anderen erleben, uns für andere öffnen, echtes Mitgefühl und Liebe emp-

finden. Auch wenn wir uns wünschen, in bestimmten Situationen mutiger zu sein, brauchen wir das starke Ich. Wenn wir den Chef davon überzeugen wollen, dass wir genau der oder die Richtige für die neue Aufgabe sind, brauchen wir das starke Ich. Weg mit dem Gefühl »Ich traue es mir nicht zu.« Werden Sie stolz auf sich selbst! Spüren Sie die Fülle des eigenen Lebens, auch in dunklen und leeren Zeiten. Genießen Sie z. B. beim Dirigieren (s. a. Seite 96 f.) die Kraft der Musik. Sehen Sie das Orchester vor sich, die schnellen Geigen, die behäbigen Kontrabässe, die lauten Trompeten und Posaunen, die eigensinnigen Flöten, die wunderbare Harfe, das mächtige Schlagzeug. Alles hört auf Ihr Kommando. Und im Konzertsaal hinter Ihnen sitzt das Publikum, andachts- und erwartungsvoll, gespannt, voller Vorfreude auf die Musik, die Sie nun gleich zum Erklingen bringen, deren Ausdruck Sie mit Ihren Bewegungen gestalten werden. Die Türen werden geschlossen, das Saallicht wird abgedämpft, es wird für einen Augenblick ganz still … Nun kommt der erste Ton. Packen Sie mögliche Hemmungen an die Seite, und legen Sie los!
Sie erkennen Leitmotive, Sie finden Ihre Lieblingspassagen, Sie eilen der Musik voraus. Sie nehmen das Orchester in die Hand. Mal sind diese, mal jene Instrumentengruppen im Vordergrund. Nehmen Sie die Impulse auf. Genießen Sie die leichten Passagen und die pathetischen, ausdrucksmächtigen, die Steigerung in Tempo, Lautstärke und Dichte der Orchestrierung. Es wird immer mächtiger, dann geht es wieder zurück.

Nr. 3 Die Ja-Bewegungen

Das Ja ist ein wunderbares Zauberwort. Die Entscheidung für etwas oder jemanden, für ein Ziel oder zumindest für eine bestimmte Richtung setzt ungeahnte Kräfte frei und mobilisiert Ihre kreativen Potenziale. Sie kommen heraus aus der Stagnation, aus dem »Sich-Sehnen, aber nichts tun«. Diese Passivität kann Sie vergiften, kann Sie sogar krank machen. Wenn Sie doch eigentlich »etwas wollen«, aber nicht damit rauskommen. Sie müssen Ihre Stärke, Ihre Handlungs- und Gestaltungsmöglichkeiten wieder in Ihr Leben bringen. Jetzt ist es so weit, jetzt geht es voran, und sei es auch erst einmal nur ein Stück, ein erster Schritt. Denn hier sind keineswegs nur die großen »Lebensentscheidungen« gemeint:

Gerade auch die kleinen in die Tat umgesetzten Entscheidungen, die uns im Alltag nach vorn bringen, können eine mitreißende Kraft entwickeln.

Sagen Sie zu sich selbst: Ja, ich mache das jetzt! Ausschlaggebend ist, dass Sie von Ihrem Ja selbst überzeugt sind. Das können Sie nur dann sein, wenn Sie aus einem freien und unabhängigen Gefühl heraus zu Ihrem Ja gekommen sind. Die vorangegangenen Nein- und Ich-Bewegungen haben hierfür den Weg geebnet. Auf dieser Basis können Sie sich nun »ohne Wenn und Aber« auf etwas Neues einlassen, sich vollen Herzens für Ihr Ziel einsetzen und dazu stehen. Dann sind Sie in der Lage, aus Menschen Mitstreiter für Ihren Plan zu machen. Sie überzeugen und begeistern. Das gelingt selbst dann, wenn der Weg zum Ziel womöglich mit einigen Anstrengungen und mit Unbequemlichkeiten gepflastert ist. Es ist nicht immer einfach, aber Sie halten durch und werden die Widerstände überwinden. Wenn Sie selbst davon überzeugt sind, dass das Ziel alle Anstrengungen lohnt und dass Sie es erreichen werden, können Sie andere entsprechend motivieren, ob nun im Berufsleben, Ihre Kollegen oder Ihre Familie und Freunde. Die Ja-Bewegungen lassen Sie diese Energie spüren, sie strahlt aus Ihnen heraus, sie verleiht Ihnen eine positive Ausstrahlung:

Dieses innere Ja ist mit einem sehr schönen Körpergefühl verbunden. Meistens konzentriert es sich vor allem im Brustbereich, eine Mischung aus Entschiedenheit und offener Vorfreude.

Nr. 4 Das Loslassen

Wir können uns erst dann wirklich für Neues öffnen, Neues lernen und uns den wesentlichen Fragen unseres Lebens zuwenden, wenn wir nicht dauernd festhängen in einem Karussell von immer gleichen Gedanken und gleichen Gefühlen, Erinnerungen und Befürchtungen. »Ich muss das und das noch schaffen! – Was hat er/sie mir alles angetan! Ich bin so wütend auf ihn/sie. – Hätte ich es damals doch bloß anders gemacht! – Ich darf keine Fehler machen.« Und so weiter. Anstrengende, grüblerische Gedanken, mit denen wir uns selbst verrückt machen. Hier ist der Raum, in dem wir uns von solchen Gedanken und Themen verabschieden und auch von den »Rückständen«, die Ärger, Kränkungen, Enttäuschungen oder das Herunterschlucken von Gefühlen in uns, in unserem Organismus hinterlassen haben. Im Normalfall kann unser System diese emotionalen Rückstände vollständig »verdauen«. Stehen Sie aber über längere Zeit unter Druck, dann funktioniert das nicht mehr, und die Anspannungen setzen sich fest, als »psychische Schlacken«. Mit der Zeit können Sie sie spüren – Sie haben »Steine im Bauch«. Sie machen Sie in Ihren Reaktionen klein und eng, Sie werden ausgebremst.
Durch das aktive Loslassen, die Loslassbewegungen, können Sie diese »Steine« lösen. Ein Prozess, den wir auch als psychisches Entschlacken bezeichnen.
Psychisch entschlacken müssen Sie auch von so manchen Folgen und Nebenwirkungen unserer modernen Zivilisation. Eine Seminarteilnehmerin sagte vor kurzem zu mir: »Jetzt erst merke ich, wie sehr der Alltag auf mich einwirkt und mich richtiggehend zumüllt.« Wir werden überflutet von Daten und Informationen, akustischen und visuellen Reizen. In vielen Berufen wird es als selbstverständliche Anforderung gesehen, dass mehrere Aufga-

ben parallel zu erledigen sind, »Multitasking-Fähigkeit« ist gefragt. Wir springen von einer zur nächsten Sache. Wir fangen an, etwas zu tun oder zu entwickeln, werden aber ständig unterbrochen. Keine Zeit für Abwägungen und ruhiges Nachdenken. Es muss sofort reagiert, sofort und richtig entschieden werden. Jeder von uns wird dieser kleinen Aufzählung jede Menge seiner eigenen belastenden Erfahrungen hinzufügen können. Was passiert beim Loslassen?

Wenn mit den Loslassbewegungen all dieser Druck weicht, die Überreizung und Überforderung in den Hintergrund treten und sich der Geist entspannen kann, dann werden wir wieder empfänglich und offen. Mit dem Loslassen verschaffen Sie sich Platz und innere Weite. Jetzt brauchen Sie nichts mehr zu kontrollieren und zu bewerten, andere nicht – und sich selbst schon gar nicht. Jetzt kommen Sie bei sich an, berühren Ihren Kern, Ihre Seele. Alles andere bleibt draußen und verliert an Bedeutung, mal mehr und mal weniger.

Nr. 5 Die bewegte Stille

Wenn ich den Teilnehmern zu Beginn des Seminars die verschiedenen Phasen der Rossini-Reise vorstelle, mache ich immer eine kleine Umfrage: »Mit welcher Phase haben Sie am ehesten Probleme?« Es gibt etliche, die Schwierigkeiten damit haben, anzufangen, loszulegen. Die meisten Teilnehmer aber nennen hier die bewegte Stille. Ja, sie sehen darin zunächst einmal nichts Attraktives und fragen auch schon mal nach: »Wie lange muss ich denn da so liegen bleiben?« Und man hört der Frage an, dass allein die Vorstellung Unbehagen, wenn nicht gar Stress bereitet. »Dafür hab ich keine Zeit!« Diese Einstellung ändert sich allerdings sehr bald, wenn sie die Reise erlebt haben. Ein Teilnehmer schrieb mir kürzlich, er sei inzwischen geradezu »süchtig« nach diesem Zustand, seinem kleinen Paradies.

> *»Bewegte Stille« – ist dies nicht ein Widerspruch? Nein, Stille muss nicht reglos, nicht schwer und lastend, nicht unbewegt sein. Die bewegte Stille ist ein vitaler Prozess, eine innere Bewegung.*

Der Zustand, der hier gemeint ist, dient auch nicht der Erholung, sondern der Besinnung. Es ist kein Stillhalten, sondern ein Innehalten. Und Sie kommen dabei mit sich selbst ins Gespräch. Sie lauschen Ihrer inneren Stimme.

Kinder haben auch hier die Nase vorn. Sie haben diesen Raum noch nicht in sich verschlossen. Die Tür ist offen, und sie können ihn jederzeit betreten. Sie brauchen keine extra Aufforderung, sie nehmen sich diese kleinen Auszeiten ganz von allein. Für uns Erwachsene sieht es so aus, als würden sie planlos herumtrödeln und einfach in die Ferne blicken … Ein Zustand, auf den wir in unserer gehetzten und schnelllebigen Zeit verständnislos herunterblicken. Wir haben vergessen, wie kostbar diese Augenblicke sind.

Neue Ideen tauchen auf und fühlen sich gut an. Lösungsmöglichkeiten für das eine oder andere Problem stellen sich ein, und wir spüren, dass es die richtigen sind. Hier wirkt, was der Göttinger Neurobiologe Professor Gerald Hüther als »Beifahrerphänomen« bezeichnet: Nicht in der konzentrierten Anstrengung (des Autofahrers), sondern in der Selbstvergessenheit (des entspannten Beifahrers) entstehen im Gehirn neue Verarbeitungsmuster – und somit neue Ideen und Zielbilder.

Ohne Ziele, ohne Visionen läuft unser Leben in die Leere. Das Verfolgen von persönlichen und für uns sinnvollen Zielen hingegen ist die wahre Quelle des Glücks.

Was hält Sie in Bewegung, was macht Sie gelassen und zufrieden? In der bewegten Stille können wir Klarheit darüber gewinnen, worauf es uns in unserem Leben wirklich ankommt. Was über den Tag hinaus Bestand hat. Warum bin ich hier? Wohin soll die Reise gehen? Es geht hier nicht darum, die ganz großen, allumfassenden Antworten zu finden. Aber danach suchen Sie in diesem Zustand auch gar nicht. Was sich hier einstellt, sind Bilder und Gedanken, die Ihnen eine Richtung aufzeigen. Sie geben Ihnen Orientierung und das lebendige Gefühl von Zuversicht und Freude. Sie sind erfüllt. Und so empfinden Sie sich in diesem Zustand der innigen Verbindung mit sich selbst. Zugleich sind Sie aber auch eingebunden in die großen Zusammenhänge, verbunden mit allem Lebendigen, mit dem, was größer ist als wir selbst.

Nr. 6 Die Wir-Bewegung

Resonanzbewegungen gehen über die eigenen Grenzen hinaus und schaffen ein Feld, in dem sich zwei oder mehr Menschen miteinander verbinden. »Ich suche Übereinstimmung nicht nur mit mir selbst, sondern in der Erweiterung nach außen.« Vom ich zum wir. Zuhören, mitfühlen, sich in andere hineinversetzen, einander unterstützen, begleiten, berühren – an diesen Resonanzthemen ist immer der ganze Organismus beteiligt. Erst in Resonanz mit seiner Umwelt kann sich der Mensch vollkommen fühlen. Die Narben des Lebens sind letztlich allesamt Beziehungswunden und werden auch nur in Beziehung heilen. Der Mensch ist ein soziales Wesen, er kann ohne Austausch mit seiner Umwelt nicht existieren. Ein Dirigent, dem das Orchester nicht folgt, er wird unweigerlich zu einer tragischen Figur. Und umgekehrt: Ein Orchester ohne Resonanz mit seinem Dirigenten verspielt sich sofort. »Meine Mama rennt den ganzen Tag nervös durch die Gegend, meckert und schreit. Aber wenn sie abends neben mir im Bett liegt und wir uns ankuscheln, dann ist das Leben wieder schön«, erzählt ein sechsjähriger Junge und bringt damit das Wesen von Resonanz auf den Punkt. Ebenso wie ein chinesisches Sprichwort, das da lautet: »Suche dir einen Vogel, der singt!«

Bewegungen zum Flow

Die Winning Moves sind kleine Verdauungs-, Regenerations- und Energiebewegungen und ein tragender Teil unserer Psychomotorik. Sie senden kontinuierlich Signale ans Gehirn, stimulieren das Nervensystem und darüber hinaus auch die Hormone. Sie öffnen die Atmung, regulieren An- und Entspannung und können auch den Druck lösen, der sich tief in Ihrem Bauch eingenistet hat und dort Ihre Lebensenergie bindet. Vor allem aber sind sie so etwas wie die Wegbereiter unserer Gefühle und Gedanken.
Sie gewinnen mit diesen Bewegungen die Fähigkeit zur Selbstregulation zurück und damit die Grundlage für Autonomie und Selbstbestimmung. Das freie Kind, der kreative Lebenskünstler und der charismatische Erfolgsmensch, sie sind deswegen so lebendig, weil sie genau diese Bewegungen nicht verloren haben: im Gegensatz zu allen anderen Menschen, deren Psychomotorik unter der Last des Alltags an Schwingung verliert und häufig in einem körperlichen Korsett eingesperrt zu sein scheint. Wenn aber die Anspannung, das Steifwerden, das flache Atmen und die ständige Kontrolle zur Norm werden, dann sind diese selbstverständlichen kleinen Bewegungen fremd. Wir können nicht mehr auf sie zurückgreifen. Das wird sich durch das Training nach der Rossini-Methode ändern. Sie werden feststellen, dass sich die Winning Moves nach einigen Übungseinheiten »wie von selbst« einstellen – immer genau dann, wenn Sie sie brauchen.

Vier Schritte zum Ziel

Die Bewegungen, die Sie trainieren, locken ursprüngliche Bewegungsimpulse an und lassen diese nach einiger Zeit wieder zu einem natürlichen Bestandteil Ihres Lebens werden. Der Weg umfasst vier Schritte:

Schritt 1 – Regelmäßiges Training, volle Bewegungen

Am Anfang sollten Sie die Rossini-Reise in möglichst kurzen zeitlichen Abständen wiederholen. Zwei- oder dreimal in der Woche. Später reicht es, wenn Sie einmal pro Woche auf die Rossini-Reise gehen. Das hängt letztlich von Ihrer persönlichen Situation ab. Sie werden die für Sie richtige Dosis finden. Lassen Sie sich von folgendem Satz leiten:

Es sind meine Bewegungen,
ich selbst finde mein Tempo
und meine Ausdrucksformen!

Jeder Mensch denkt und fühlt und bewegt sich auf eine einzigartige Weise. Von Ihrem persönlichen Muster existiert auf dem ganzen Erdenball nicht eine einzige Kopie. Deswegen sollten Sie aufhören, sich zu vergleichen. Es macht Sie nur befangen. Wenn Ihnen also manche Bewegungen, z. B. die des Kiefers, zunächst ungewohnt und vielleicht auch ein bisschen komisch vorkommen, ignorieren Sie es. Machen Sie stoisch weiter. Beginnen Sie Ihr Training mit großen und ausladenden Bewegungen. Übertreiben Sie sie ruhig ein wenig, der Körper gewöhnt sich dann schneller daran.

Schritt 2 – Minimalisierung der Bewegungen

Je vertrauter Ihnen die Bewegungen werden, desto mehr können Sie sie im Training zurücknehmen, sie verkleinern. Diese Minimalisierung sollte so weit gehen, dass die Bewegungen von außen gar nicht mehr wahrgenommen werden. Erst dadurch werden sie zu einem echten Praxisinstrument für Ihren Alltag.
Trotzdem sind Sie vielleicht am Anfang unsicher, ob man nicht doch »was sieht«, wenn Sie diese Bewegungen unauffällig im Alltag, also auch im Beisein anderer Menschen einsetzen.
Eine gute Möglichkeit, hier mehr Sicherheit zu gewinnen, ist der Praxistest bei Freunden oder in der Familie, d. h. bei Menschen, bei denen es Ihnen nichts ausmachen würde, wenn sie etwas »mitbekämen«. Z. B.: Sie treffen eine gute Freundin, plaudern bei einer Tasse Kaffee. Oder Sie sitzen gemeinsam mit Ihrem Partner am Frühstückstisch. Ohne darüber zu sprechen, gehen Sie in die Winning Moves hinein. Fragen Sie doch einmal nach einiger Zeit nach, ob Ihre Freundin bzw. Ihr Partner irgendetwas an Ihnen bemerkt hat. Höchstwahrscheinlich antworten sie Ihnen mit einem erstaunten: »Nein, was denn?«

Schritt 3 – Imagination der Bewegungen

Wenn sich die Bewegungen mit der Zeit noch stärker im Körpergedächtnis verankert haben, dann aktiviert allein die Vorstellung der Bewegung die gleichen Reaktionen wie die ursprüngliche Bewegung selbst. Sie müssen sich also nur noch die Bewegungen vorstellen, und schon funktioniert es. Ich weiß nicht, ob Moshe Feldenkrais diesen Wirkmechanismus tatsächlich entdeckt hat, er nutzte ihn aber auf eine geniale Weise für seine Arbeit. In der Rossini-Methode verbindet sich nun Bewegung mit Musik und mit den dazugehörenden Gedanken.
Mit der Kraft der Vorstellung können Sie Ihre inneren Bilder abrufen. Manchmal tauchen sie auch von allein auf. Diese Bilder unterstützen Sie bei Ihren Handlungen und Reaktionen.

Schritt 4 – Automatisierung der Winning Moves

Am Ende dieser Entwicklung müssen Sie gar nichts mehr aktiv tun. Die Rossini-Bewegungen sind zu den Winning Moves verschmolzen und haben sich im Unterbewusstsein verankert. Die Etablierung dieser neuen motorischen Muster ist deshalb so entscheidend, weil das Körpergefühl schneller als unser bewusstes Denken reagiert. Die nun unbewusst aktivierten Winning Moves öffnen die inneren Kraftquellen, bevor Sie überhaupt bemerken, was mit Ihnen passiert.

Die Rossini-Reise

Was nützen alle guten Vorsätze, wenn man nicht weiß, wie man sie umsetzen kann? Mit sich im Einklang sein, Körper, Geist und Seele verbinden, die innere Balance finden, Flow ins Leben holen. Das sind wunderbare Ziele, aber wie kann ich sie erreichen? Wo kann ich ansetzen? Was wirkt überhaupt? Und was ist das Richtige für mich? Die Rossini-Reise ist eine Antwort auf diese Fragen. Es ist ein Format, mit dem jeder an seiner physischen und psychischen Gesundheit und Stabilität arbeiten kann.

Jede Rossini-Reise basiert auf den Bausteinen, die ich ihnen ab Seite 79 beschrieben habe. Je nach Thematik der Rossini-Reise werden einige dieser Bausteine aufgenommen und zu einer Abfolge verschiedener Musikbewegungen verbunden – eine bewegte Meditation. Zu diesem Buch gehört die CD mit der Rossini-Reise »Der Stresslöser«, die die Bausteine Nein, Ich, Ja, Loslassen und bewegte Stille verknüpft. Je häufiger Sie eine Rossini-Reise absolvieren, desto vertrauter werden Ihnen die mit den Themen verbundenen Bewegungen.

Ihr Organismus entwickelt wieder Flow

Am Anfang sind die Bewegungen noch eine Weile stärker vom Kopf gesteuert, aber sie verschmelzen schnell mit der Musik, verfeinern sich und werden zu fließenden, natürlichen Regungen, die sich mit jeder Wiederholung stärker im motorisch-emotionalen Erfahrungsgedächtnis verankern.

Die Rossini-Reise steht stets am Anfang Ihres Prozesses. Sie macht den angespannten, ermüdeten Organismus wieder mit der dynamischen Welle vertraut, mit dem Auf und Ab, dem Festhalten und Loslassen, der Energiezentrierung und dem Ausströmen. Sie werden vielleicht über die Vielfalt der Möglichkeiten erstaunt sein, die Rossini-Reise zu trainieren. Sie sind nicht gebunden an den Teppich im Schlafzimmer oder an die Yogamatte im Studio, Sie können sich überall in Rossini-Stimmung versetzen. Mein besonderes Anliegen ist dabei, Sie zu gemeinsamen Reisen anzustiften. In der Familie, bei Feiern, in der Abteilung, vor allem auch mit Kindern und Jugendlichen – der Phantasie sind keine Grenzen gesetzt. Ich vergesse nicht das Staunen eines Kameramanns, der ein Rossini-Event aufzeichnete. »So eine Stimmung«, wunderte er sich, »und das ohne Alkohol!«

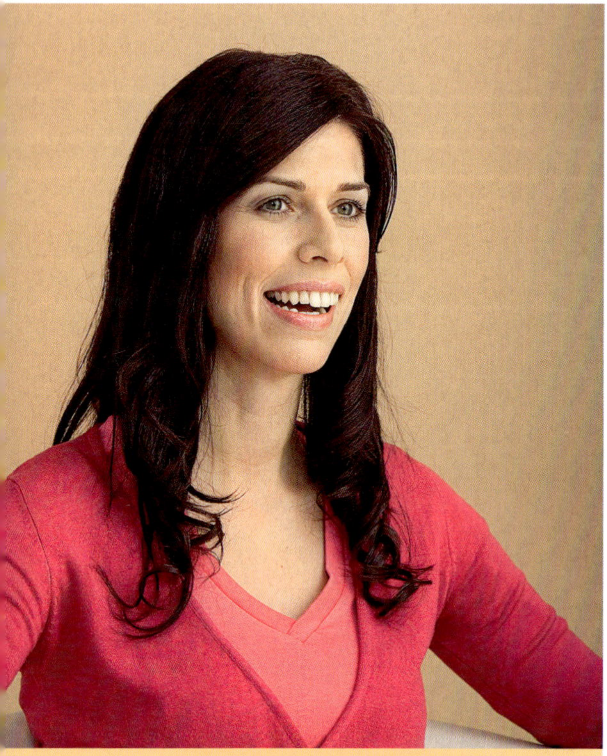

Kieferbewegungen (a–c)

Bringen Sie den Kiefer spielerisch in langsame, kreisende Bewegungen.

Die Winning Moves

Die Winning Moves werden Ihnen am Anfang irgendwie fremd vorkommen, das aber wird sich sehr bald ändern, spätestens dann, wenn Sie die Wirkungen verspüren. Auf der CD dieses Buchs werde ich mehrfach zu den Winning Moves einladen. Sie sind hier musikalisch mit einer Passage aus der Ouvertüre zur Oper »Die diebische Elster« von Rossini verbunden. Das ist ein besonders einprägsames Motiv, das die Winning Moves schnell in »Fleisch und Blut« übergehen lässt – und das ist auch der Sinn.

Machen Sie sich doch schon einmal mit den Winning Moves vertraut, fangen Sie mit Ihrem Kiefer an. Ob Sie nun sitzen, stehen oder liegen, beginnen Sie einfach mal mit dem Training.

a_Öffnen und schließen Sie den Mund, zunächst erst einmal mit ganz kleinen, milden Bewegungen, ein Lockern, ein Spiel mit den Lippen. Es ist wie ein leises Singen, anfangs ein wenig ungewohnt, aber mit jeder Wiederholung vertrauter. Probieren Sie es aus, experimentieren Sie ein bisschen damit. Finden Sie Ihren eigenen Weg. Oft ist es am Anfang leichter, wenn man dabei die Augen schließt.

b_Bringen Sie nun Ihren Unterkiefer ganz behutsam in eine langsame, kreisende Bewegung. Nehmen Sie sich Zeit, um sich nach und nach mit dieser Bewegung vertraut zu machen, sich in sie hineinzufühlen. Stellen Sie sich vor, Sie würden mit diesen kreisenden Bewegungen ganz genussvoll Ihre Lieblingsspeise kauen. Vielleicht probieren Sie einen besonders teuren Wein.

c_Lösen Sie den Kiefer aus der festgehaltenen, angespannten Position, in der er sich oft in stressigen Situationen befindet. Achten Sie darauf, nicht Ihre Zunge an den Gaumen zu pressen.

d_Zu den Kieferbewegungen kommen dann die Bewegungen des Beckens hinzu. Auch hier ist es wieder egal, ob Sie stehen, sitzen oder auch liegen. Es ist nicht nötig, dass Sie unbedingt ausgeprägte Beckenbewegungen finden, denn auch hier gilt: Die Bewegungen sollen Ihnen leichtfallen, sie sollen so passen, dass sie sich automatisieren und verselbstständigen. Führen sollte immer der Kiefer, er ist der Impulsgeber, das Becken folgt nach.

e_Nun kommen Armbewegungen dazu, sie machen die Winning Moves komplett. Ihre Arme schwingen oder pendeln oder machen Bewegungen wie beim Dirigieren. Versuchen Sie immer, den Moment herzustellen, in dem Kiefer, Becken und Arme zu einem harmonischen Zusammenspiel verschmelzen. Dann spüren Sie, dass tatsächlich keine ängstlichen oder negativen Gedanken in Ihrem Kopf herumschwirren können.

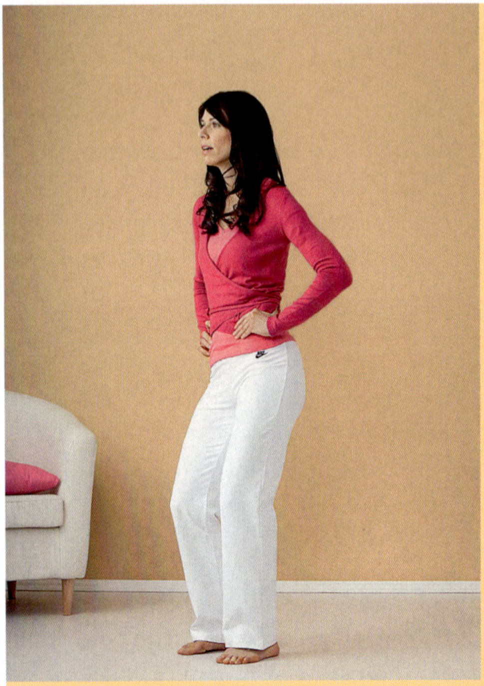

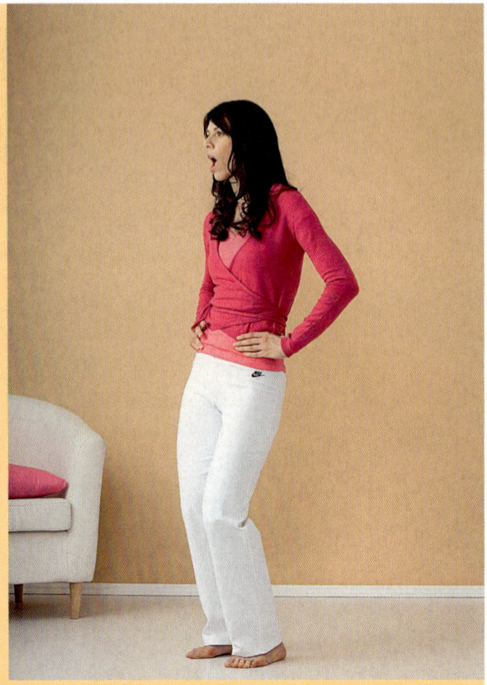

Hüftbewegungen (d+e)

Während Sie den Kiefer weiter bewegen, nehmen Sie die Beckenbewegungen dazu. Auch die Arme dürfen pendeln oder schwingen.

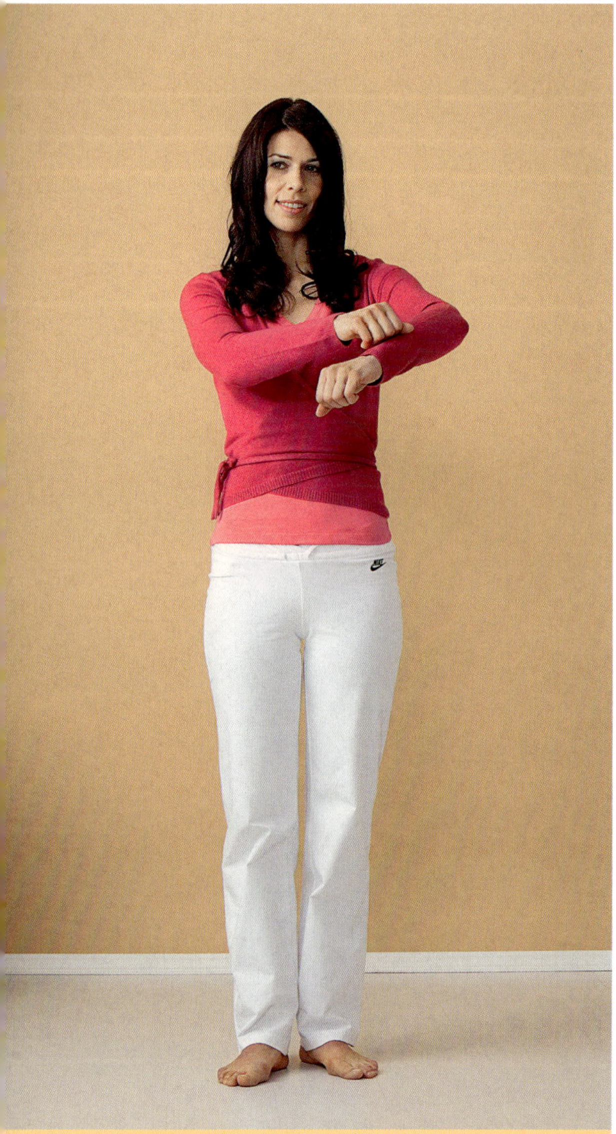

Abklopfen (a–d)

Klopfen Sie den ganzen Körper locker mit den Fäusten ab.

Anfangen mit dem Abklopfen

Und nun geht es los mit der Rossini-Reise! »Aller Anfang ist schwer«, so behauptet ein altes Sprichwort. Hier nicht – hier gilt das Gegenteil! Wir beginnen unsere Reise auf ganz leichte, lockere Weise – mit dem Abklopfen. Und das hat sich als eine geniale Eröffnung herausgestellt. Denn, auch wenn Sie überhaupt keine Lust auf die Rossini-Reise haben sollten, das Abklopfen funktioniert auch dann, wenn Sie müde und antriebslos sind! Das ist ein extrem wichtiger Punkt. Denn das haben Sie sicherlich auch schon häufig erlebt: Gerade dann, wenn Sie so etwas wie die Rossini-Reise dringend bräuchten, ist die Unlust besonders stark. Ignorieren Sie diese Unlust, und klopfen Sie einfach los. Die Musik hilft Ihnen dabei!

Die eine Hälfte des Lebens ist Glück, die andere ist Disziplin.

Carl Zuckmayer

a_Das Klopfen weckt die Lebensgeister, und sehr bald hat der berühmte innere Schweinehund keine Chance mehr.

b_Manchen hilft es, sich Regentropfen vorzustellen, die aufs Dach prasseln, andere kennen aus der alternativen Medizin verschiedene Klopfverfahren und wenden diese jetzt an.

c_Sie können beim Klopfen nichts falsch machen. Entweder Sie folgen den Rhythmen der Musik oder Ihren eigenen. Auch ist es völlig unerheblich, wo Sie sich beklopfen. Dafür gibt es keine Vorgaben. Beklopfen Sie sich einfach überall dort, wo es Ihnen guttut, wohin es Ihre Hand gerade zieht: die Schultern, die Arme, das Becken, den Po, die Beine, vor allem auch den Brustkorb und, wenn Sie mögen, den Kopf.

d_Klopfen Sie mit lockerer Faust oder mit den Fingerkuppen, und schauen Sie Ihrer Hand beim Klopfen zu, dann bleibt der Nacken entspannt. Klopfen Sie von innen nach außen und von oben nach unten. Und nicht zu zaghaft, sondern schon ein bisschen kräftiger. Sie sollen es ja spüren.

Sagen oder denken Sie dabei Sätze wie zum Beispiel die folgenden:
»Jetzt! Ich fange jetzt an, auch wenn ich keine Lust habe oder zu müde bin.
Das ist ja nur der ›innere Schweinehund‹, der mich abhalten will.
Ich will aber weiterkommen, will mich öffnen, stärker werden und will loswerden, was mich schwächt, was mich einengt, was mir Druck macht und mir bei meiner Suche nach Erfüllung und Lebenssinn im Weg steht.
Ich lasse mich nicht hindern. Ich fange an!«

Will man Schweres bewältigen,
muss man es leicht angehen.
Bertolt Brecht

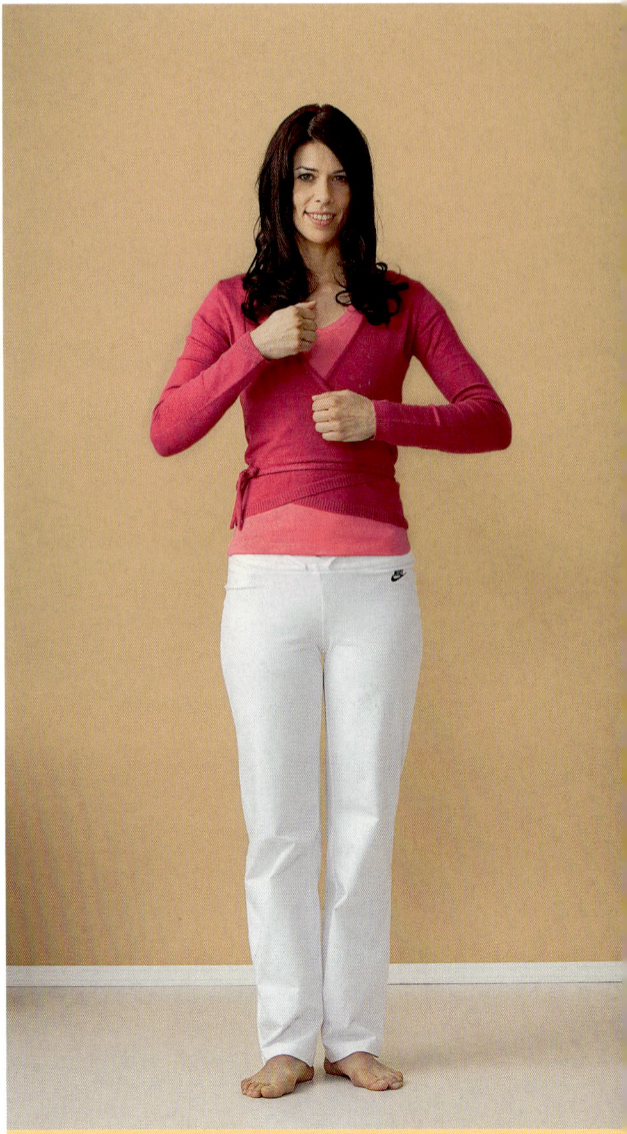

Abklopfen (a–d)

Denken Sie dabei Sätze wie: »Ich will mich verändern, stärker werden, mich öffnen.«

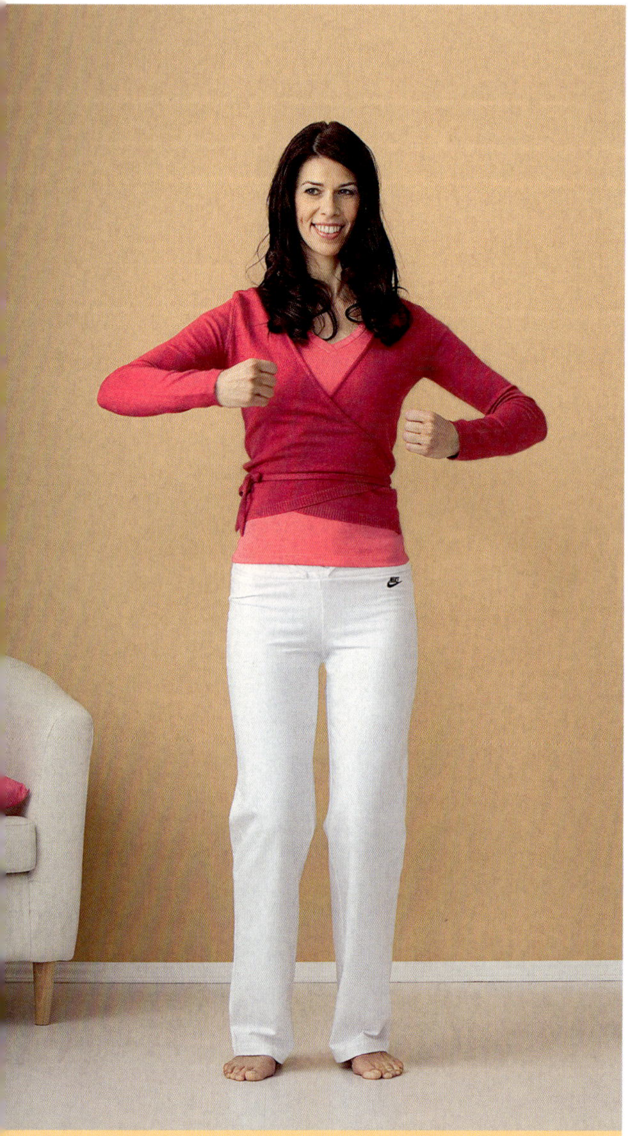

Nein-Bewegung (a+b)

Stoßen Sie die Ellenbogen kräftig zur Seite und bewegen Sie sich durch den Raum.

Die Nein-Bewegung

Jetzt sind wir an der zweiten Station der Rossini-Reise angelangt. Es ist das beherzte Ausdrücken des Neins, das bewusste, lustvolle Neinsagen. Die positive Bewertung der Weigerung und des Zurückweisens. Das Erlebnis: »Ich darf mich von Dingen, die mir nicht guttun, abgrenzen!« Mit dieser Bewegung schaffen wir uns Platz und schütteln alles ab, was uns einengt, uns hindert und bremst. Wir ziehen unsere persönlichen Grenzen und verteidigen sie nach außen, ohne Schuldgefühle und ohne Zweifel. Das Nein schließt eine Tür – und öffnet eine andere. Sie öffnet einen Raum, der allein uns gehört. Jeder von uns braucht von Zeit zu Zeit einen solchen Raum. Einen »Zeit-Raum«, in dem es keine Störung, kein Einflussnehmen, keine Kontrolle gibt. In diesem Raum fühlen wir uns frei. Ohne eigene Räume können wir uns nicht wirklich entwickeln, und um diese zu schaffen, brauchen wir das »Nein«.

a_Stoßen Sie Ihre Ellenbogen kräftig zur Seite oder nach hinten. Machen Sie es mit beiden Armen gleichzeitig oder auch nacheinander.
Nutzen Sie die unterstützende Wirkung der Musik, und legen Sie Ihre ganze Kraft in diese wegstoßenden und befreienden Bewegungen. Ballen Sie dabei die Fäuste, dann kommt noch mehr Schwung in die Sache.

b_Bewegen Sie sich, und geben Sie Ihrem Nein Raum und Kraft durch das Gehen.

Machen Sie keine Pausen, bleiben Sie dran! Sie müssen nur drei Minuten durchhalten, und schon durchbrechen Sie mit diesen Bewegungen endgültig Müdigkeit und Lustlosigkeit.

c_Schaffen Sie sich Ihren Platz. Markieren Sie Ihren Raum, Ihr Terrain. Wehren Sie mit diesen Bewegungen ab, was Ihnen zu viel, zu eng, zu nah ist. Befreien Sie sich von dem inneren Druck, und genießen Sie es! Lassen Sie sich dabei von der grandiosen Musik anfeuern. Sie hilft Ihnen zu spüren, dass das Nein richtig und gut ist. Wenn sich am Anfang, das »Ja ... aber« noch einmal meldet, vertreiben Sie mit der Musik die letzten Zweifel. Begrüßen Sie Ihr wunderbares Nein. Wichtig: Auch hier feuert der Unterkiefer wieder die Arme an. Es ist nicht ganz einfach, aber es gelingt. Lassen Sie innere Bilder und Sätze entstehen!

d_Die positive Suggestion – das innere Bild: Ich habe ein Recht darauf, nein zu sagen! Hau ab! Weg da! Hör auf! Lass mich! Ich will frei sein! Ich will nicht! Ich mache es nicht! Nicht mit mir! Es ist genug jetzt! Schluss damit! Das Nein macht mich stark und lebendig! Sehr bald werden Sie merken, wie gut Ihnen das bewegte Nein tut. Der Druck im Bauch löst sich. Sie spüren sich selbst wieder. Energien werden frei. Und vielleicht fallen Ihnen dabei auch Situationen ein, in denen Sie demnächst ein ganz klares Nein ausdrücken wollen – und es auch tun werden.

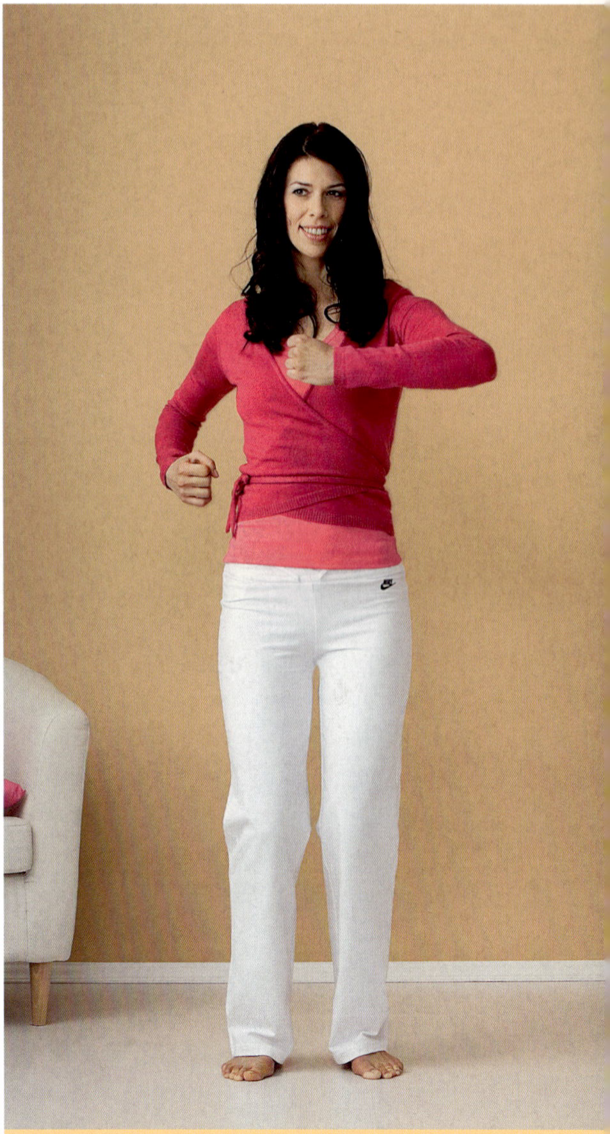

Nein-Bewegung (c+d)

Als positive Suggestion denken Sie: »Nein! Nicht mit mir! Ich will frei sein!«

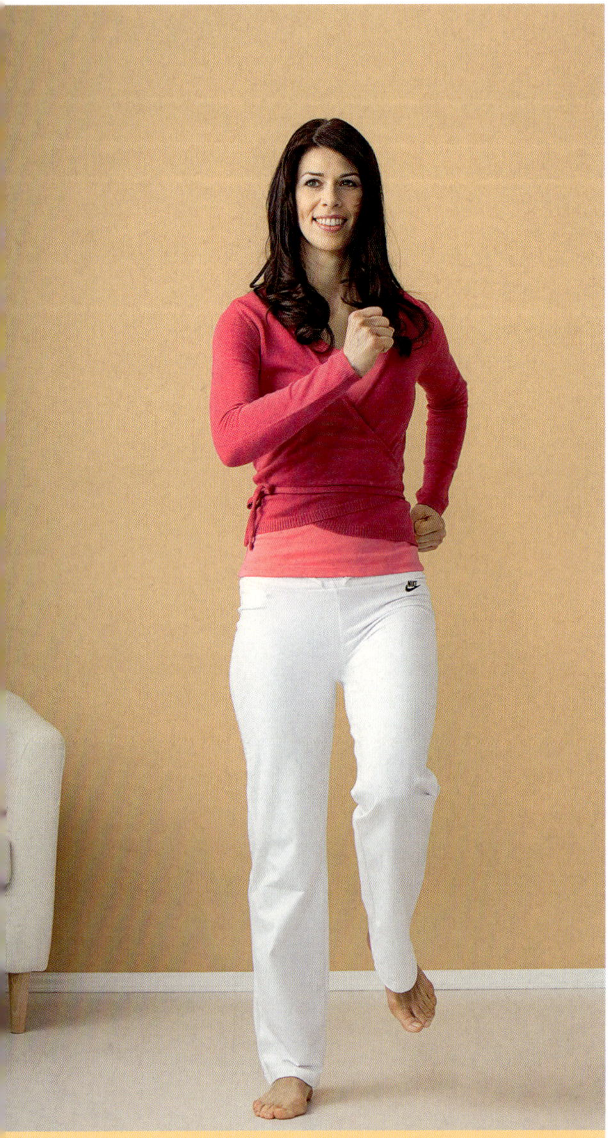

Ich-Bewegung Auftreten (a+b)

Gehen Sie zügig und kraftvoll durch den Raum – stolz wie ein Torero in der Arena.

Die Ich-Bewegungen

Diese beiden Bewegungen für Ihre unteren und die oberen Energiezentren stärken das Selbstvertrauen und Ihre Überzeugung, richtig zu sein. Sie öffnen neue innere Räume, damit sich die Gefühle und Gedanken bis in die letzte Zelle ausbreiten können. Wenn Sie sich innerlich – und das heißt vor allem auch: in und mit Ihrem Körper – stark fühlen, können Sie schwierige Situationen gelassen angehen.

Sie lassen sich nicht mehr durch die kleinen oder auch großen Widrigkeiten des Alltags in Frage stellen.

1–Auftreten

a_Die erste Bewegung beginnt mit dem starken Auftreten. Gehen Sie durch den Raum, zügig oder langsam, oder bewegen Sie sich auf der Stelle. Sie können diese Bewegung sogar im Sitzen durchführen, denn auch dabei ist ja ein kräftiges Auftreten im Wechsel der Beine möglich. Wenn Sie mögen, nehmen Sie auch die Arme dazu, entschieden, kraftvoll, sozusagen als Bestätigung für das Auftreten. Wie (laut)stark man dieses Gehen, dieses Auftreten gestalten kann, ist ja ein bisschen davon abhängig, wo Sie trainieren. Wenn es aber irgendwie möglich ist, stampfen Sie so richtig mit Ihren Füßen auf. Setzen Sie mit jedem einzelnen Schritt ein Ausrufungszeichen: »Hallo! Aufgepasst! Hier komme ich!«

Wenn Sie Ihren empfindsamen Nachbarn in der unteren Etage nicht stören wollen, legen Sie einfach das Gefühl in diese Bewegung, denn es geht um das innere Bild, das Sie mit dieser Bewegung verbinden.

b_Zur Bewegung der Beine kommen weitere Helfer dazu: zunächst einmal der Kiefer und der Atem. Natürlich ist der Kiefer auch bei dieser Bewegung wieder mit dabei, entschlossen und schwungvoll. Die Musik liefert auch gleich ein Bild dazu, denn sie stammt aus »Carmen« von Bizet. Stellen Sie sich dabei die stolzen Kämpfer vor, wie sie in die Arena einziehen. Der Kiefer geht voran. Und der Atem geht mit! Begleiten Sie die Bewegungen mit tiefen Atemzügen.

c_Die positive Suggestion – das innere Bild: Spüren Sie den Boden unter Ihren Füßen, und sagen oder denken Sie dabei Sätze wie: »Ich bin ich. Und das ist auch gut so! Ich liebe meine Stärken und meine Schwächen. Und zeige mich so, wie ich bin. Was kann mir schon passieren? Selbst, wenn etwas schiefläuft – das stellt mich nicht in Frage. Ich bin ich. Ich fühle mich gut in meinem Körper. Jetzt komme ich!«

Die Definition von Wahnsinn ist, immer das Gleiche zu tun und andere Ergebnisse zu erwarten.
Albert Einstein

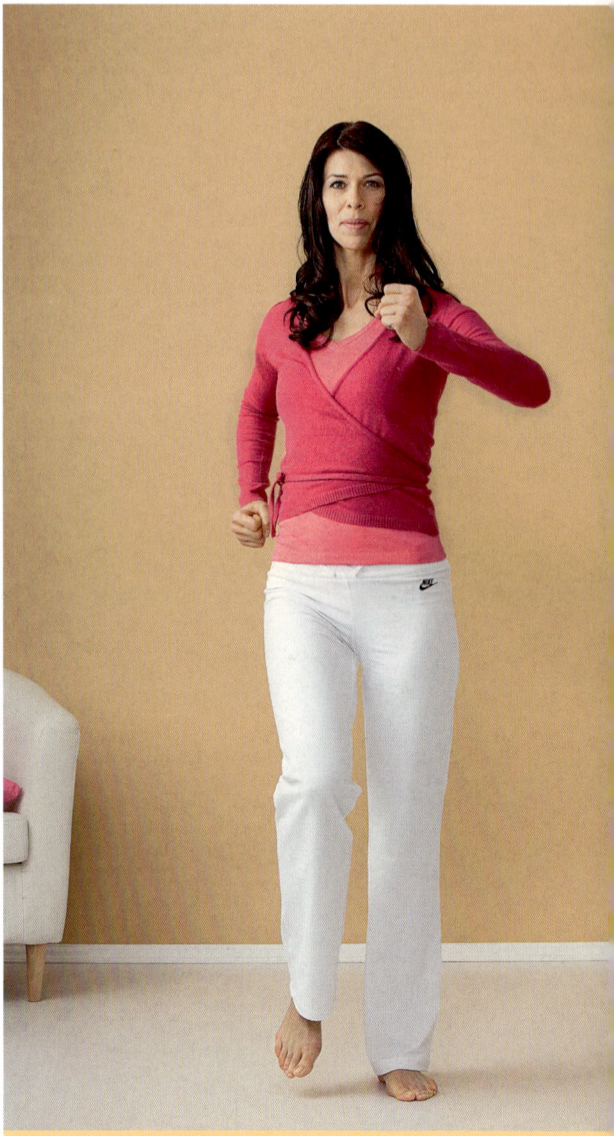

Ich-Bewegung Auftreten (c)

Sätze wie »Ich bin ich, und das ist gut so!« unterstützen den Effekt.

2–Das Dirigieren

a_Schließen Sie die Augen, stellen Sie sich vor, Sie sind Ihr Lieblingsdirigent. Stehen Sie aufrecht, mit starker Atmung und singendem Kiefer und freien Armen.
Sehen Sie das Orchester vor sich. Nun kommt der erste Ton. Packen Sie mögliche Hemmungen an die Seite, und legen Sie los!

b_Bewegen Sie sich wie ein richtiger Dirigent vor seinem Orchester. Dieses Orchester ist jetzt Ihr eigenes Leben. Sie fühlen, entfalten und inspirieren sich selbst. Alles kommt mit diesen Bewegungen. Das Gefühl, wichtig zu sein, sich zu feiern, sich selbst zu gefallen. Elan, Lust, Emotionen.

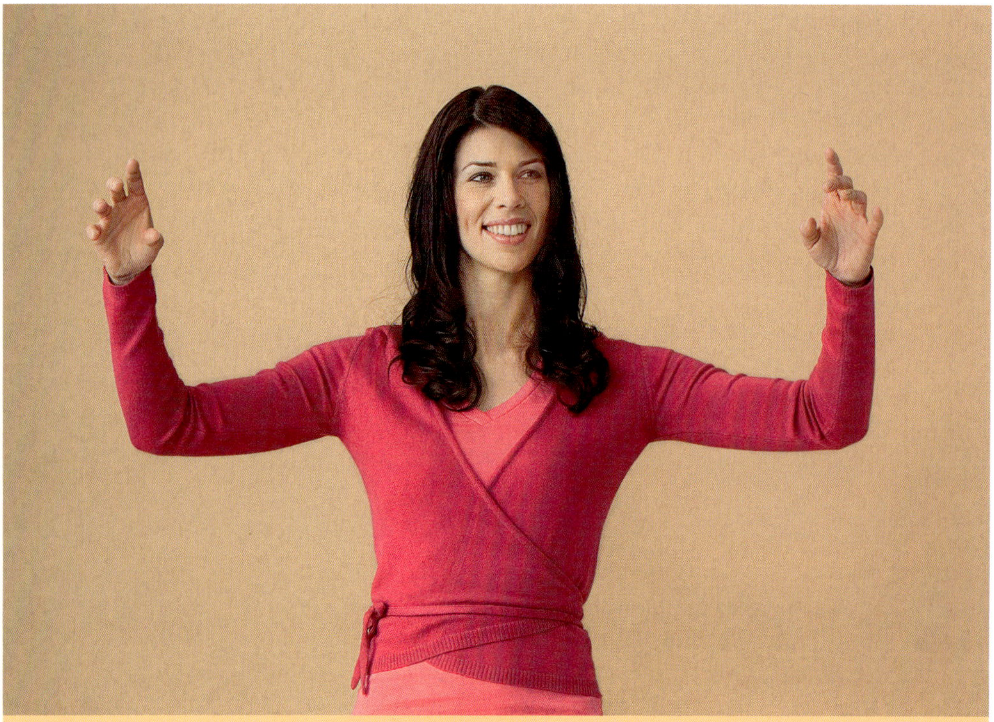

Ich-Bewegung Dirigieren (a+b)

Stellen Sie sich vor, Sie wären ein Dirigent, und legen Sie los: Sie bestimmen Ausdruck und Tempo. Das Orchester ist jetzt Ihr eigenes Leben.

c_Tempo, Intensität, Rhythmus und Ausdruck der Musik wechseln immer wieder. Nach und nach gerät Ihr ganzer Körper in Bewegung. Die Musik schwingt, und Sie schwingen mit ...!

d_Die positive Suggestion – das innere Bild: Lassen Sie beim Dirigieren Sätze und Bilder aufkeimen, wie: »Ich atme, ich breite mich aus. Ich fühle, ich liebe. Ich bin gerne stark, ich bin auch gerne schwach. Ich bin stolz auf mich und das, was ich erreicht habe.«

Und was du nicht erfühlen kannst, das wirst du nicht erjagen.

J. W. v. Goethe

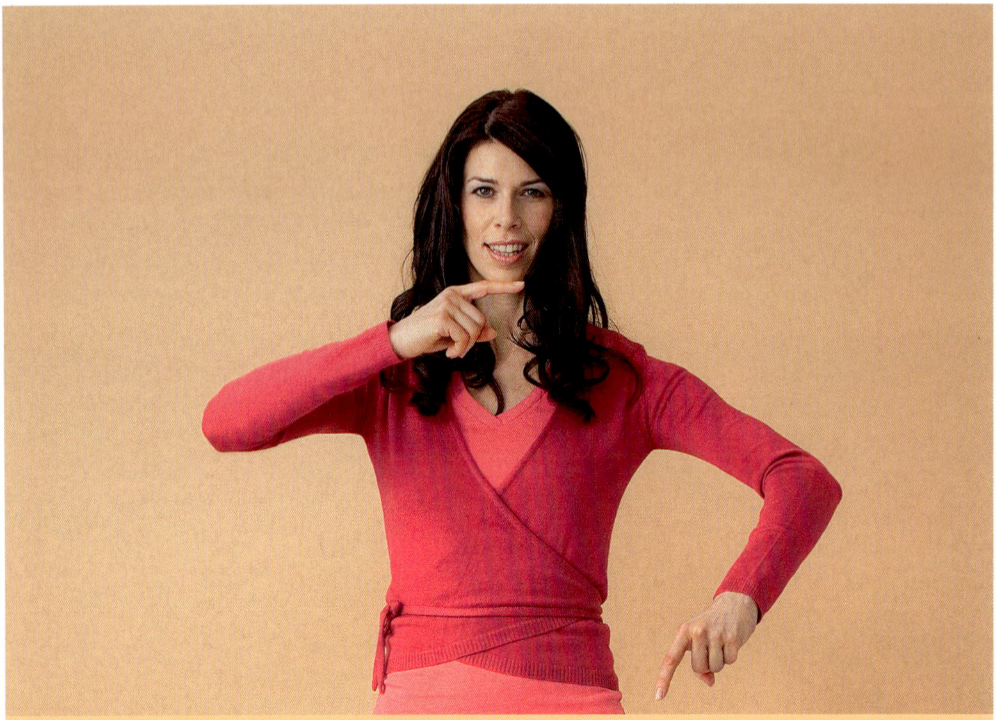

Ich-Bewegung Dirigieren (c+d)

Begleitet wird die Übung von Suggestionen wie: »Ich fühle, ich liebe. Ich bin gerne stark, ich bin auch gerne schwach. Ich bin stolz auf mich!«

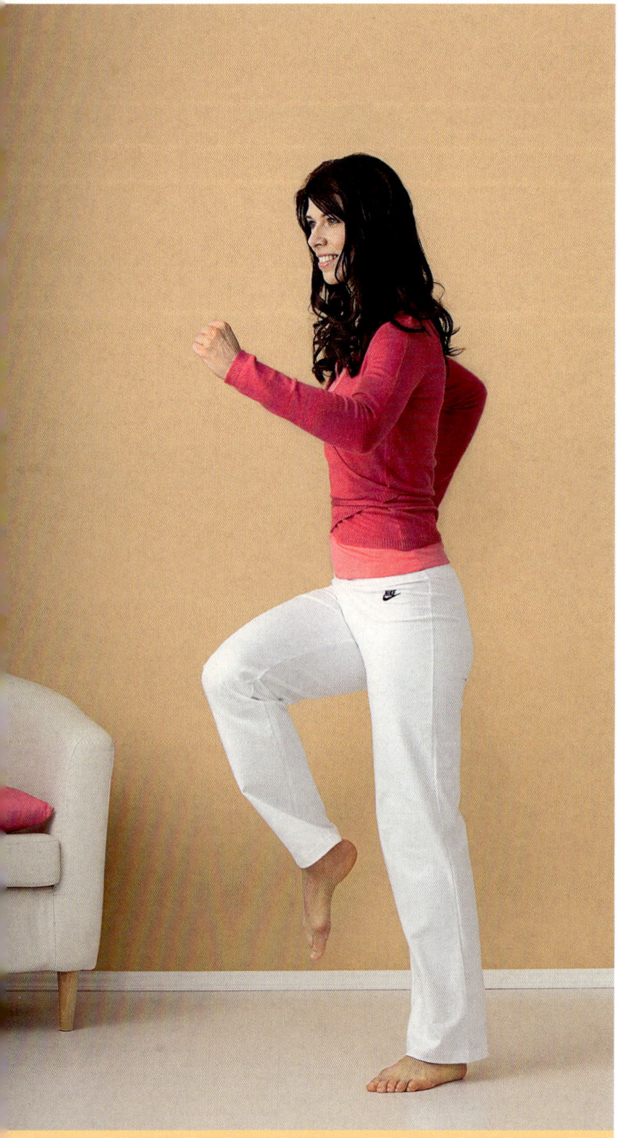

Ja-Bewegung Hinlaufen (a-c)

Laufen Sie beherzt und kraftlos los, so schnell Sie können.

Die Ja-Bewegungen

Die Ja-Bewegungen stärken die Entschlossenheit aufzubrechen, aus dem Gewohnten und Bekannten herauszutreten, neue Schritte zu wagen und ja zu neuen Herausforderungen zu sagen. Unsere Stärke hilft uns nicht weiter, wenn wir sie nicht umsetzen. Wenn wir nicht handeln. Auch hier können wir wieder von Kindern lernen, wie sie direkt auf ihre Ziele losmarschieren: Auch Sie haben diese »Urbewegung« in sich. Sie müssen sie nur wiederfinden.

1–Hinlaufen

a_Fangen Sie mit der ersten Ja-Bewegung an, und laufen Sie, angefeuert von der Musik, beherzt und kraftvoll los. Sie können auch schnell gehen oder, wenn Ihr Trainingsplatz zu klein für ausgreifende Bewegungen sein sollte, auf der Stelle laufen. Wichtig ist nur, dass Sie sich dabei richtig anstrengen. Alles bewegt sich mit: nicht nur die Beine, sondern auch wieder der Kiefer, die Schultern, die Arme, der ganze Oberkörper. Die Knie gehen weit nach oben, fast bis an die Brust heran.

b_Feuern Sie sich an, bis Sie außer Atem sind. Stellen Sie sich vor, einen Berg hochzulaufen. Auf dem Gipfel wartet auf Sie eine wunderschöne Aussicht oder gar Ihre große Liebe. Da gibt es doch kein Zögern! Oder?

c_Nehmen Sie die Steigerung am Ende der Musik auf, und lassen Sie sich von dem immer schnelleren Rhythmus antreiben. Genießen Sie Ihren Körper, der das kann, machen Sie mit ihm diese wunderbaren ungebremsten Bewegungen, ohne Barrieren. Es kommt Ihnen keiner in die Quere, es fällt Ihnen keiner in den Rücken oder stellt Ihnen ein Bein. Sie sind es, der da läuft, immer weiter nach vorn. Spüren Sie bei diesem Lauf Ihr freies Ich.

d_Die positive Suggestion – das innere Bild: Dabei sagen, sehen oder fühlen Sie Sätze wie: »Ja, ich kann es, ich starte durch, ich lasse mich nicht aufhalten.« Wenn Sie diese Reise einige Male wiederholt haben, dann wird sich diese kraftvolle Verbindung von Musik, Bewegung und »Ja« immer mehr in Ihrem Hirn und Bauch verankern. Sie liefert Ihnen in vielen schwierigen Situationen die nötigen Impulse, die Sie brauchen, um durchzuhalten und weiterzugehen.

Die Ja-Bewegungen verlangen körperlichen Einsatz, sie sind bewusst so konzeptioniert, dass sie anstrengen und ein gewisses »Durchhalten« verlangen. Damit haben erstaunlich viele Menschen ihre Probleme. Manche sagen Sätze wie »Warum soll ich mich hier auch noch anstrengen, ich habe schon genug Stress im Leben«. Körperliche Herausforderungen aber haben mit Stress nichts zu tun. Stress empfinden wir aus den beschriebenen Gründen eher in bewegungsarmen Situationen. Steigen Sie jetzt also kräftig ein!

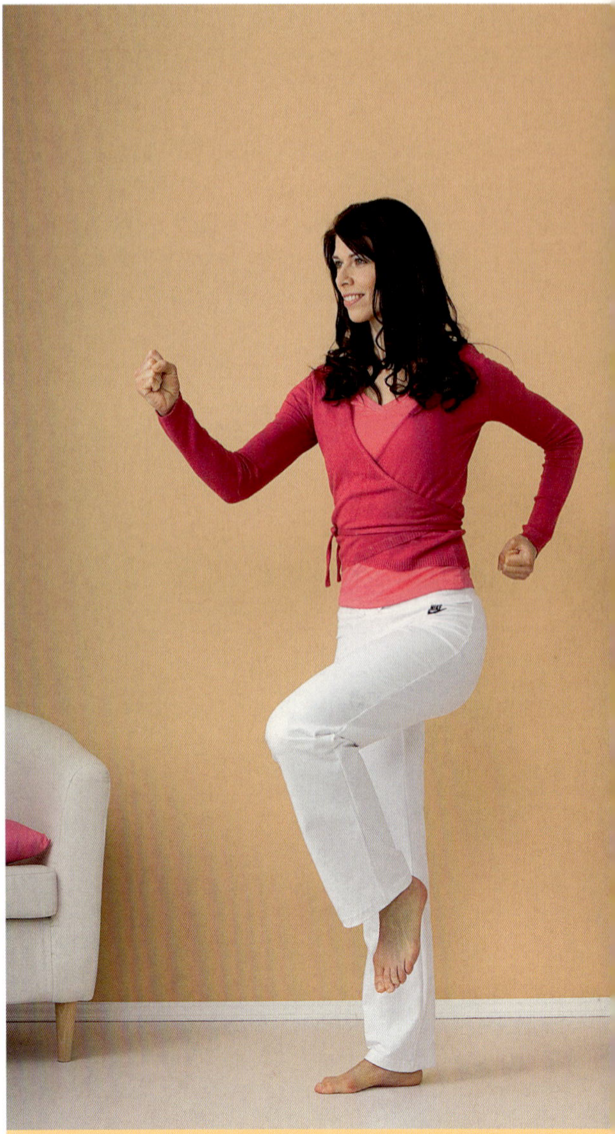

Ja-Bewegung Hinlaufen (d)

Wiederholen Sie folgende Sätze:
»Ich komme voran! Ja, ich schaffe es!«

2–Fliegen

a_Stellen Sie sich vor, Sie haben Flügel, Ihre Arme und Hände sind Flügel. Sie stellen sich hin und richten Ihren Oberkörper auf, spannen weit die Arme aus und bewegen Ihre Flügel. Anfangs sind diese Bewegungen noch etwas langsam, Sie probieren die Flügel aus.

b_Nun atmen Sie tief durch und, angespornt von der Musik, heben Sie ab und steigen auf, höher und höher, weiter und weiter. Sie schlagen mit den Flügeln, kräftig, ohne Unterlass, ohne Zweifel, ohne Ängste. Sie spielen mit Ihren Flügeln, flattern mal schneller, mal langsamer, mal ausgreifender, mal in kürzeren Schwingungen. Und bewegen natürlich dazu immer weiter Ihren Kiefer.

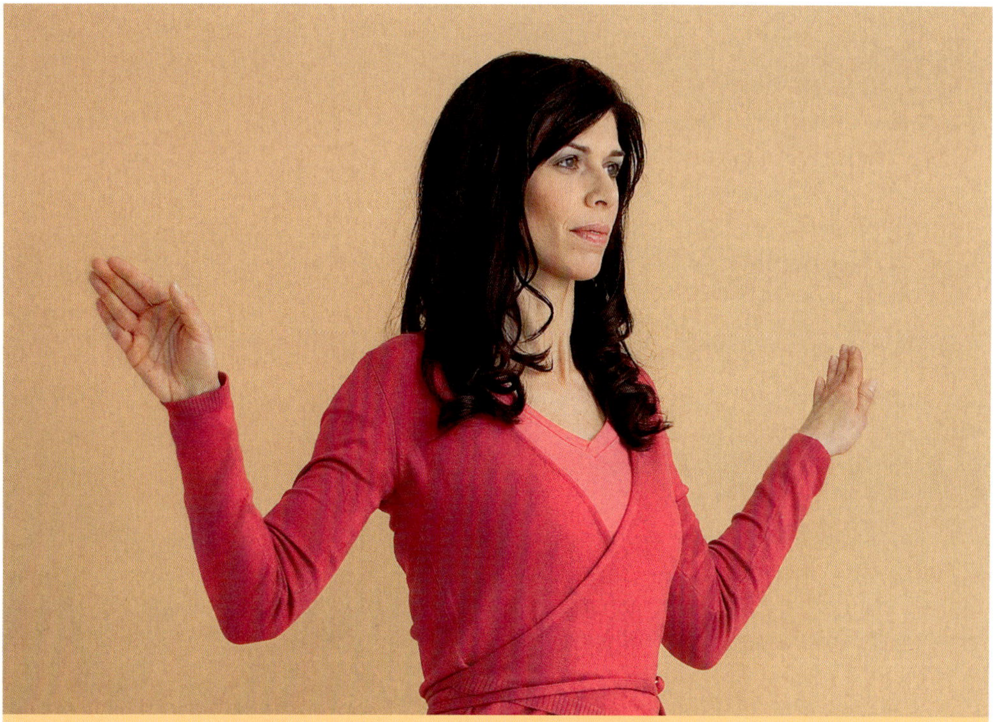

Ja-Bewegung Fliegen (a–d)

Breiten Sie die Arme aus, atmen Sie tief durch und fliegen Sie los – immer höher, immer weiter. Die Musik beflügelt Sie.

c_Auch wenn Ihre Flügel zwischendurch schmerzen und Sie müde werden: Sie lassen sich keinesfalls dadurch bremsen. Sie machen weiter! Seien Sie der Adler, der Bussard, die Amsel, die Möwe, der Kranich. Oder welcher Vogel auch immer Ihnen gerade in den Sinn kommt. Ihre Flügel tragen Sie, Sie können sich auf Ihre Flügel verlassen. Auch wenn Sie zwischendurch für eine kurze Zeit mit ausgebreiteten Armen dahingleiten, das Gefühl des Schwebens genießen … Dann holen Sie wieder neuen Schwung, schwingen sich noch weiter nach oben.

d_Mit scharfem Adlerblick fassen Sie nun Ihr Ziel ins Auge. Und Sie erleben, wie jede Bewegung Sie weiterbringt, auf dieses Ziel zu, Sie sind nicht mehr zu bremsen. Schon ist es ganz nah. Sie sehen das eine oder andere Hindernis. Kein Problem. Die Dynamik der Musik zieht Sie mit sich. Sie steigen einfach noch etwas höher hinauf. Fliegen über das Hindernis hinweg. In einem eleganten Bogen drum herum.

e_Die positive Suggestion – das innere Bild: Während Sie sich bewegen, sagen Sie dabei immer wieder, laut oder leise, diesen Satz zu sich selbst: »Ich erreiche mein Ziel. Es geht weiter und weiter! Ja! Genau so geht es! Ja! Ich kann es, ich schaffe es, ich erreiche mein Ziel!«

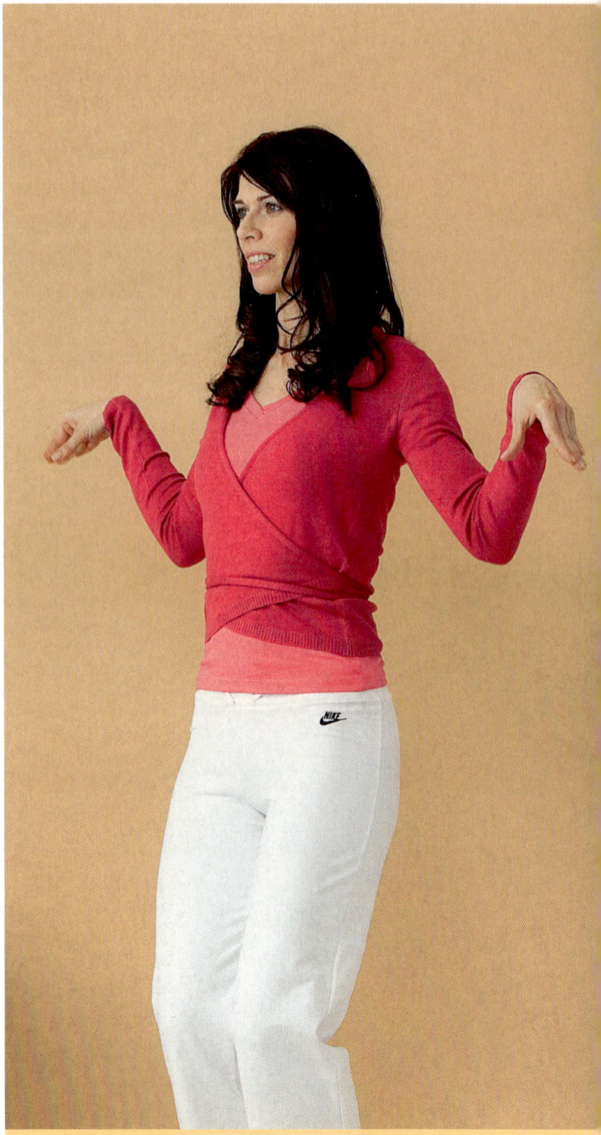

Ja-Bewegung Fliegen (e)

Ihr inneres Bild dazu lautet:
»Ich erreiche mein Ziel. Ich schaffe es.«

Das Loslassen

Nun ändert sich die Richtung unserer Reise. Sie sind immer aktiver geworden, jetzt schaffen wir uns Raum zum Loslassen. Für die »Ent-Spannung«, die »Ent-Ladung«, die innere Balance. Sie kommen zum Loslassen. Loslassbewegungen sind Wohlfühlbewegungen, die uns aus Verhärtung und Resignation herausführen. Sie unterstützen Sie darin, alles zu verabschieden, was Ihrer Lebensfreude im Wege steht. Wenn sich negative Gefühle wie sinnloses Grübeln, Ängste, Neid, Rachsucht im Organismus einnisten, wird Ihre Lebensenergie schwach und immer schwächer und das innere Strömen versiegt. Deshalb ist jedes Loslassen zuerst eine körperliche Aktivität, erst dann kann gedankliches Loslassen erfolgen.

a_Legen Sie sich bequem auf den Rücken, auf eine Decke oder Matte. Die Arme liegen locker neben dem Körper. Stellen Sie die Beine etwa hüftbreit auf, und beginnen Sie diese zu öffnen und zu schließen. Ganz leicht und locker, ohne jegliche Anstrengung, hin und her, öffnen und schließen.

b_Auch der Kiefer bewegt sich wieder ganz leicht und sacht, ein absichtsloses Öffnen und Schließen. Es ist, als ob der Unterkiefer, von der Schwerkraft gezogen, ganz von selbst nach unten fällt. Der Atem passt sich den Bewegungen von Körper und Kiefer an. Sie müssen nicht darüber nachdenken. Es atmet. Sie müssen jetzt in diesen wunderbaren Momenten auf überhaupt nichts mehr aufpassen und nichts mehr tun, was schwer oder fordernd wäre. Nichts ist wichtiger als diese Bewegungen. Sie können sich ihnen ganz und gar hingeben.

c_Neue Kanäle öffnen sich – für die Wahrnehmung von uns selbst, die Wahrnehmung unseres Körpers. Spüren Sie, wie in Ihrem Körper eine große Sehnsucht ist nach diesem Loslassen, Abgeben, Sichentlasten. Folgen Sie Ihrer Sehnsucht. Dabei hilft Ihnen die Musik, sie ist Ihr Wegweiser. Der Walzertakt wiegt Sie wie ein Kind. Ganz und gar geborgen, warm und wohl aufgehoben sind Sie in diesen Klängen, in dieser Melodie, die hin- und herschwingt, wie Ihr Körper. Sie verschmelzen vollkommen mit der Musik. Vergangenheit und Zukunft treten in den Hintergrund. Sie schwingen ganz in der Gegenwart. Im Sein. Im Sosein. Mit einem Lächeln auf den Lippen. Es fühlt sich an, als würde sich der Organismus bis in die letzte Zelle befreien, auch von alten Lasten. Der Atem wird tief, der Druck im Bauch löst sich. Aus dieser tiefen Entspannung heraus kommen Sie wieder in die eigene Kraft.

d_Die positive Suggestion – das innere Bild: »Ich gebe mich dieser Bewegung hin. Ich lasse mich von dem Rhythmus der Musik tragen. Alles fällt von mir ab. Ich muss mich jetzt nicht anstrengen. Hier erwartet niemand etwas von mir. Hier muss ich nicht kämpfen. Ich habe Zeit. Ich verpasse nichts. Ich genieße diesen Augenblick. Ich lasse los.«

e_ Und wenn Sie ganz verschmolzen sind mit diesen inneren Bildern, mit den Bewegungen und der Musik, dann lade ich Sie ein: Schauen Sie sich Ihr jetziges Leben an. Wo entstehen Druck und Unruhe. Was macht Ihnen Angst? Lassen Sie diese Situationen und die beteiligten Menschen vor Ihrem inneren Auge erscheinen. Tauchen Sie ein in diese Bilder, und bewegen Sie sich dabei weiter und weiter, ohne Unterlass. Atmen Sie weiter. Bewegen Sie den Kiefer und die Beine. Und bald werden Sie spüren, wie sich etwas ändert an Ihrem Blick auf die Probleme, an Ihrem Gefühl und Ihren Ideen dazu.

Die große Kunst
besteht darin, das
Einfache zu finden.
Friedrich Dürrenmatt

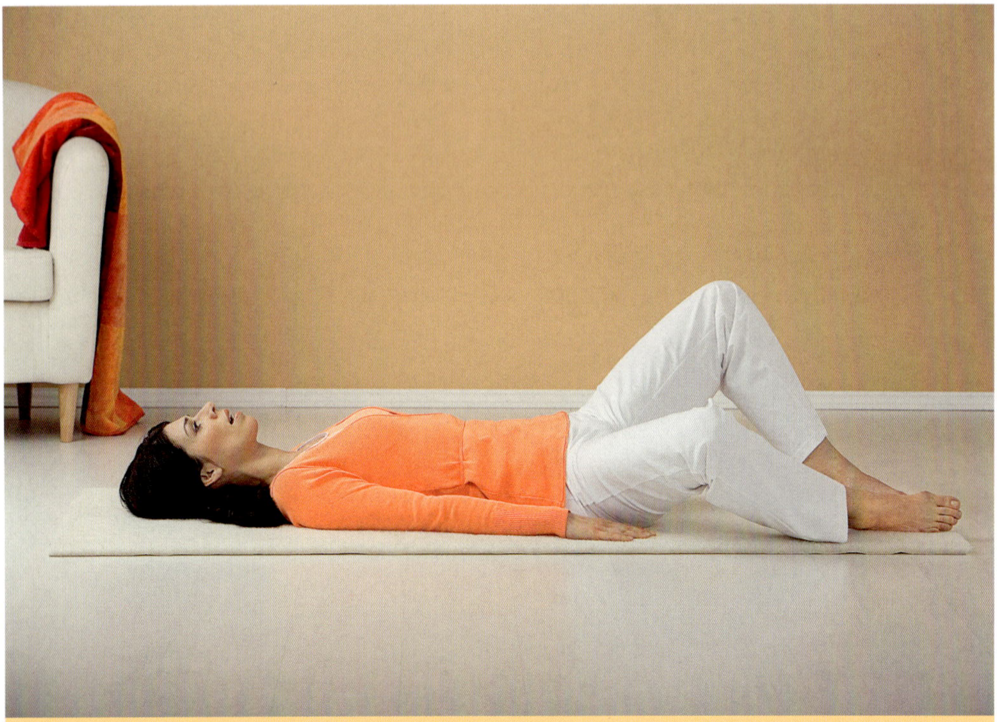

Loslassen (a–e)

Legen Sie sich auf dem Rücken auf eine Matte. Stellen Sie die Beine hüftbreit auf und öffnen und schließen Sie sie im Rhythmus der Musik.

Die bewegte Stille

Wunderbare Musik von Antonio Vivaldi öffnet Ihnen die Türen zum Raum der bewegten Stille. Hier geht die Reise nicht einfach nur zu Ende, sondern hier sind wir am Ziel, an der wichtigsten Station angelangt. Das Wesentliche passiert in der Stille, besonders in dieser innerlich bewegten Stille. Hier sind wir ganz bei uns, mit uns im Einklang.
In der bewegten Stille öffnen sich Räume für unsere tiefsten Empfindungen. Hier fließen Bauchgefühle und Verstand zusammen, und das lässt die Grenzen schwinden. Jetzt können die Gedanken schweifen, frei herumspazieren und sich auf neue Weise miteinander verbinden.
Manchmal werden die Gedanken jetzt ganz klar und »hellsichtig« und Sie verspüren so etwas wie einen »Klick« im Kopf. Gut möglich, dass Sie jetzt plötzlich Lösungen finden, nach denen Sie lange vergeblich gesucht haben. Warten Sie aber nicht darauf, alles kommt wie von allein.

a_Legen Sie sich auf die linke Seite, auf Ihre Herzseite. Oder auf die rechte, wenn das für Sie bequemer ist. Häufig werden Sie sich dabei unwillkürlich ganz leicht weiter bewegen, wie ein Grashalm im lauen Frühlingswind oder wie kleine Kinder vor dem Einschlafen. Es ist möglich, dass Sie Ihren Bauch gluckern hören. Es ist das »Lachen des Bauches«, ein sehr gutes Signal. Das

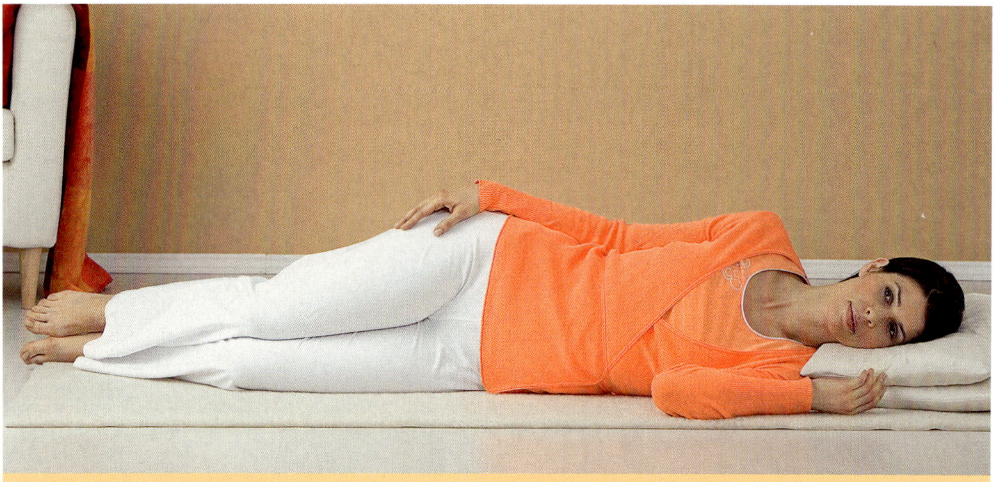

Die bewegte Stille (a–e)

Legen Sie sich auf die linke Seite. Sie sind jetzt ruhig, gelassen und zufrieden. Bleiben Sie liegen, bis die Musik verklungen ist.

Geräusch zeigt an, dass sich jetzt auch die tiefsten Anspannungen lösen, nämlich jene, die im Bauch festsitzen. Der Bauch, Ihr emotionales Zentrum, entspannt.

b_Sie werden es jedes Mal anders erleben: Vielleicht sind Sie jetzt so müde, dass Sie gleich einschlafen. Vielleicht dösen Sie auch nur so vor sich hin, hängen Ihren Gedanken nach und träumen etwas Schönes.

c_Was auch immer passiert: In jedem Fall machen Sie die erstaunliche Erfahrung, dass Sie jetzt ganz ruhig, gelassen und zufrieden sind. Es gibt keinen Stress mehr. Und Sie fühlen sich viel jünger und sehen auch so aus.

d_Wenn die Musik ausklingt, bleiben Sie noch einige Zeit ruhig liegen. Je mehr Zeit Sie sich für diese Phase nehmen, desto stärker werden Sie die Wirkungen dieser Reise spüren und sie nutzen können.
Und wenn die Zeit der bewegten Stille ausschwingt, werden Sie aufstehen und sich an die Musik, die Winning Moves und andere Bewegungen dieser Reise erinnern. Und sie mit in Ihren Tag und Ihre Nacht nehmen.

e_Die positive Suggestion – das innere Bild: Jetzt brauchen Sie mich nicht mehr, wie von selbst kommen Ihre eigenen Bilder und verwandeln sich in Ihre eigenen Worte. Alles fließt. Sie müssen nichts mehr forcieren.

Wie lange sollte die bewegte Stille dauern? Diese Frage wird Sie wahrscheinlich nur am Anfang beschäftigen. Es ist nämlich gut möglich, dass Sie bei den ersten Rossini-Reisen recht bald nach dem Verklingen der letzten Töne das Bedürfnis verspüren, die bewegte Stille zu beenden und wieder auf die Beine zu kommen. Möglicherweise weil es Ihnen zu langweilig wird, einfach nur so rumzuliegen oder weil Ihre Gedanken schon wieder kräftig »unterwegs« sind. Der Grund für diese Ungeduld sind die Reste von Spannungen, die auch nach der Rossini-Reise noch im Organismus verblieben sind. Quälen Sie sich nicht: Wenn Sie den Impuls zum Aufstehen verspüren, dann sollten Sie ihm folgen, dann ist die bewegte Stille zu Ende. Allerdings werden Sie sehr bald die erstaunliche Erfahrung machen, dass es Ihnen immer leichter fallen wird, diese letzte Phase zu genießen und auszudehnen. Und spätestens nach der zehnten Wiederholung dieser Reise sind Sie »angekommen«. Dann nämlich freuen Sie sich schon auf die bewegte Stille. Es gibt keine nervösen Spannungen mehr, die zum »Aufbruch« drängen und manchmal dauert dieser wunderbare Zustand des inneren Strömens eine kleine Ewigkeit.

Es kommt darauf an, dass
du auf etwas zugehst,
nicht dass du ankommst;
denn man kommt
nirgendwo an;
außer im Tode.

Antoine de Saint-Exupéry,
Die Stadt in der Wüste

Wie geht es weiter?

Sie haben sich dieses Buch mit der angeleiteten Rossini-Reise gekauft. Was wollen Sie jetzt damit machen? Natürlich können Sie sich die CD anhören, meinen Anleitungen folgen und die Rossini-Reise ausprobieren. Wahrscheinlich wird sie Ihnen ziemlich gut gefallen. Diese Art bewegter Meditation wird für Sie neu sein, Sie werden Ähnliches noch nie erlebt haben, und am Ende wird es Ihnen richtig gutgehen. »Oh ja«, werden Sie sich sagen, »das mache ich mal wieder!« Und legen die CD dorthin, wo die anderen auch liegen, oder in den Schrank mit den anderen Ratgebern, die sich bei Ihnen angesammelt haben. Dann geht das Leben weiter. Sie werden sich ab und zu an die Rossini-Reise erinnern und sich vornehmen, sich so bald wie möglich die Zeit zu nehmen für eine Wiederholung. Aber immer kommt etwas dazwischen, oder Sie sind zu müde, haben keine Lust. Was auch immer. Irgendwann dann gibt es ein zweites Mal – und vielleicht ist das dann schon das letzte Mal! Nun bleiben CD und Buch in der Schublade liegen und sind sehr bald vergessen. Wie schade! Auf diese Weise werden Sie nie erfahren, welche unglaublichen Chancen und Möglichkeiten in diesem Ansatz stecken. Und mehr noch: In Ihrem Unterbewusstsein, also still und heimlich, speichert sich erneut die Erfahrung ab: »Es bringt nichts! Ich muss mich damit abfinden, dass ich immer schlechter schlafe und immer müder werde. Ich muss mich damit abfinden, dass ich nicht mehr abschalten kann und mich nur noch ganz selten richtig gut fühle.« Oder, und das gilt besonders für Menschen mit körperlichen Stresssymptomen: »Mein Körper ist eben fix und fertig, abgenutzt, verschlissen ...« Und so

Warum im guten Vorsatz steckenbleiben?

Vor Erscheinen dieses Buchs gingen einige Tausend Exemplare einer Vorabversion der Rossini-Reise an die Teilnehmer von Veranstaltungen oder in unserem Zentrum im Odenwald. Wer ein völlig neues Format auf den Markt bringt, der muss wissen, ob er wirklich das Bedürfnis der Menschen trifft, deshalb bitte ich immer um rücksichtslose Bewertungen, denn nur die bringen weiter.

Die Rückmeldungen lassen sich in wenigen Worten zusammenfassen: 90 Prozent der Befragten fanden die Rossini-Reise sehr gut. Die Ablehnungen hatten in den meisten Fällen nicht mit der Methode an sich, sondern mit einer negativen Einstellung zur klassischen Musik zu tun. Und der Anteil derjenigen, die regelmäßig mit der CD arbeiten und davon profitieren, ist erfreulich hoch. Nur – aber immerhin doch – ein ganzes Drittel bleibt im guten Vorsatz stecken. Warum ist das so?

weiter. Und so wird auch der Versuch mit der Rossini-Reise ein Misserfolgserlebnis. Wie alles andere auch!

Alte Muster adieu!

Jeder Tag Ihres Lebens war ein Tag, der Sie geformt hat. Vom ersten Atemzug an. Eigentlich beginnt der Prozess der Persönlichkeitsbildung schon im Mutterleib, aber das lassen wir jetzt unberücksichtigt. Nehmen Sie jetzt also die Anzahl Ihrer gelebten Jahre, und multiplizieren Sie diese Zahl mit 365! Und nun machen Sie sich klar, wie viele Erfahrungen Sie in dieser Zeit gemacht und abgespeichert haben. Mit wem sind Sie aufgewachsen, was haben Sie von Ihren wichtigsten Bezugspersonen übernommen? Und wie ging es weiter? Im Laufe der Zeit hat sich Ihr Charakter geformt, und irgendwann kommt die Zeit, da passiert nicht mehr allzu viel wirklich Neues im Leben. Sondern nur noch das, was zum Charakter passt. Das ist natürlich ein völlig unbewusster Prozess. Offiziell sind wir davon überzeugt, in unseren Entscheidungen völlig frei zu sein. Jeder Tag ist ein neuer Tag, und ich kann mich jederzeit neu entscheiden … Sie kennen vielleicht solche »Weisheiten« aus der Laienpsychologie. Sie hören sich gut an, haben allerdings mit der Realität unseres Innenlebens herzlich wenig zu tun. Besonders auf diesem Gebiet konnte die Hirnforschung in den letzten Jahren mit höchst interessanten Erkenntnissen aufwarten: Alles ist auch hier eine Frage des »Andockens«. Aus der Vielfalt der tatsächlich unbegrenzten Möglichkeiten suchen wir uns unbewusst diejenigen heraus, die zu den bisherigen und im Gehirn abgespeicherten Erfahrungen passen. Wir erinnern uns an die positiven Marker! Aber es gibt natürlich auch die negativen Marker: Jemand, der als Kind lernen musste, dass er sich auf seine Umwelt nicht verlassen kann, weil die Eltern versagen oder fehlen, der richtet sich zwangsläufig in einer frühen Eigenständigkeit ein. Er formt für sich eine Welt, in der er möglichst wenig von anderen abhängig ist, sondern seine Angelegenheiten selbst regelt. »Ich kann mich nur auf mich selbst verlassen« – dieses Grundgefühl wird zu einem Mantra, das ihn ein Leben lang begleitet, und entsprechend gestaltet er sein Leben. Dieser Mensch wird z. B. in seinen Partnerschaften immer eine gewisse Distanz halten, sich nie wirklich anvertrauen und loslassen. Die Erfahrungen, die er sucht, sind solche, die in das innere Schema passen.

> *So erklärt es sich, dass ab einem bestimmten Zeitpunkt im Leben zwar die Umgebungen und Menschen, die Arbeitsplätze und Aufgaben wechseln, aber die Muster, darauf zu reagieren, verändern sich nur wenig.*

Es sei denn, Sie wollen wirklich, aus welchem Grund auch immer, aus diesen Mustern heraustreten. Dann müssen Sie es wirklich wollen, dann müssen Sie gezielt neue Erfahrungen suchen und nicht nur sporadisch, sondern immer wieder. Erinnern Sie sich an das Bild von der Wiese und dem Apfelbaum! Es gilt, die ausgetrampelten Pfade zu verlassen.

Gegen die Macht der Gewohnheit

Nehmen Sie jede Möglichkeit wahr, die Musikbewegungen zu trainieren! Lassen Sie die Musikbewegungen zu Ihrem gefühlten Lebensprinzip werden, dann leben Sie mehr und mehr im Einklang mit der dynamischen Welle und nutzen die Möglichkeiten, die Sie mit auf die Welt bekommen haben. Dazu sind keine Psychoklimmzüge erforderlich, es reichen schon geringe Veränderungen der Bewegungsgewohnheiten. Diese müssen allerdings trainiert werden.

Ein regelmäßiges Leben ist
der erste Schritt ins Grab.
Jacques-Yves Cousteau

Wer positive Bewegungen gar nicht mehr kennt, der muss sie neu erlernen, und zwar vor allem auch in den Niederungen des Alltags. Hier lauert die Macht der Gewohnheit, und es ist eine echte Herausforderung, ihr nicht auf den Leim zu gehen. Darum ist das Konzept der Rossini-Methode so angelegt, dass die Grenzen zwischen »Training« und »Alltagseinsatz« fließend sind.

Die Rossini-Methode für jeden Tag

Wenn ich in einem Vortrag oder zu Beginn eines Seminars darüber spreche, wie gut sich die Rossini-Methode, also die Arbeit mit den Musikbewegungen und den positiven Suggestionen, für das Training und die Anwendung im Alltag eignen, gibt es immer mal wieder Teilnehmer, die sich das im ersten Moment nur schwer vorstellen können. »Wie soll ich die Musikbewegungen zu Hause, mitten im Familientrubel, trainieren? Und wann? Meine Tage sind so voll! Und ich finde auch gar keinen Platz dafür.«
Bei den meisten Teilnehmern erledigen sich diese Fragen von selbst, wenn sie die Musikbewegungen näher kennengelernt haben. Inzwischen haben mich sehr viele nette Berichte erreicht, die davon handeln, wann und wo überall die Rossini-Reise – ganz oder in Teilen oder in abgewandelter Form – möglich ist. Diese Schilderungen belegen, wie einfallsreich Menschen sein können, wenn sie etwas unbedingt tun wollen. Weil sie die Erfahrung gemacht haben, dass es ihnen guttut und hilft …

Der große Wert der Wiederholung

Sie werden hier gleich verschiedene Anregungen erhalten, wie es gehen kann – gewonnen aus eigener Erfahrung und vor allem aus praxiserprobten Beispielen meiner Seminarteilnehmer. Vorneweg aber noch diese Hinweise: Damit die Kurzformen der Rossini-Reise die gewünschte Wirkung entfalten, müssen sich die Musikbewegungen zuvor in Ihnen verankert haben. Wie an früherer Stelle bereits gesagt: Das gelingt umso mehr, je häufiger Sie die Musikbewegungen wiederholen. Darum ist die Wiederholung ein Grundprinzip der Rossini-Methode. »Wiederholung« ist für manche Menschen gleichbedeutend mit Langeweile. Mit den Musikbewegungen wird es Ihnen aber ganz anders gehen. Hier erleben Sie mit jeder Wiederholung auch etwas Neues: Sie nehmen die Musik jedes Mal etwas anders und intensiver wahr und können sich immer stärker für die Melodien und Rhythmen öffnen. Ihr ganzer Körper beginnt zu hören und lässt sich von der Musik bewegen. Das Zusammenspiel von Gedanken und Motorik, zwischen den positiven Suggestionen und den Musikbewegungen, gelingt von Mal zu Mal besser – und das geschieht, ohne dass Sie dies angestrengt forcieren müssten. Und Sie bekommen ein immer sichereres Gefühl dafür, wie die Bewegungen für Sie genau »richtig« sind. Sie finden Ihren ganz eigenen Zugang, Ihre individuellen Winning Moves.

Kostbare Rossini-Zeiten

»Natürlich«, sage ich meinen Seminarteilnehmern, wenn sie mich um Tipps für ihr Training bitten, »um die ganze Rossini-Reise zu absolvieren, ist ein Platz erforderlich, an dem Sie sich ungestört ausbreiten können, und Sie brauchen Zeit dazu.«

Aber: Selbst in der quirligsten Familie wird es Zeiten am Tag geben, in denen alle anderen nicht zu Hause sind – außer Ihnen. Diese Zeiten haben Sie sonst zum Staubsaugen, Aufräumen, Wäschewaschen genutzt? Das können Sie auch machen, wenn die anderen da sind – die können Ihnen dann gleich einmal helfen. Ob es nun die Familie, der Partner oder die Partnerin ist, die mit Ihnen die Wohnung und den Alltag teilt:

Das Gute wird weniger
und das Schlechte mehr!
Dafür, dass wir nicht viel
Gutes erwarten, beeilen wir
uns sehr.

Unbekannt

Widmen Sie einen Teil der kostbaren Zeit des Alleinseins um, machen Sie sie zu Ihrer »Rossini-Zeit«! Oder wenn Sie sonst beim Nachhausekommen von der Arbeit erst einmal die Couch aufgesucht haben oder den Computer zum Surfen angeschaltet haben – versuchen Sie etwas anderes! Legen Sie die CD ein, und legen Sie los! Stellen Sie sich den Wecker morgens eine halbe oder dreiviertel Stunde früher als Ihre übliche Aufstehzeit. Mit Musikbewegungen den Tag zu beginnen wirkt wie ein Zauberelixier. Und dann gibt es natürlich noch andere und ganz wunderbare Möglichkeiten – zumindest sind sie einen Versuch wert: Sie können sich z. B. regelmäßig mit einer Freundin zur »Rossini-Zeit« verabreden oder können Freunde und Bekannte einladen und eine Rossini-Party feiern! Oder Sie machen die Rossini-Reise zusammen mit Ihrem Partner/Ihrer Partnerin und oder mit Ihren Kindern!

Wenn die Zeit knapp ist: fokussiertes Training

Das komplette Training der Rossini-Reise, wie es auf der CD zu finden ist, dauert in der angeleiteten Version circa 50 Minuten. Sie müssen das Ganze wahrscheinlich nur drei oder vier Mal hören, dann haben Sie alle wesentlichen Informationen aufgenommen.

a_Nun können Sie nach der verkürzten Version der Rossini-Reise im zweiten Teil der CD trainieren. Dort gibt es lediglich am Anfang jeder neuen Phase einen kurzen Hinweis, um welche Musikbewegung es sich gerade handelt – und schon folgt die Musik. Diese »Durchlaufversion« dauert etwa 25 Minuten.

b_Es gibt Tage und Situationen, da sind auch 25 Minuten zu lang, man hat einfach nicht genug Zeit dafür. Das ist aber kein Grund, vollkommen auf die Musikbewegungen zu verzichten! Wählen Sie eine Bewegung aus, die im Moment besonders gut zu Ihrer Stimmung, Ihrem Bedürfnis passt. Vielleicht brauchen Sie gerade eine Unterstützung für Ihr Selbstvertrauen, den entscheidenden »Kick«, um gelassen, aber doch energiegeladen in eine nicht ganz einfache Situation hineinzugehen. Ein Vorstellungsgespräch oder eine Teamsitzung, bei der Sie etwas präsentieren müssen, oder was auch immer es sein mag. Das schreit doch geradezu nach der Ja-Bewegung! Also schnappen Sie sich die CD, und stellen Sie die entsprechende Musik dazu an. Es muss übrigens nicht immer nur die Musik von der CD sein, vielleicht läuft gerade etwas Passendes im Radio.

c_Hauptsache, Sie legen los! Der eine wird jetzt das »Hinlaufen«, der andere das »Fliegen« favorisieren. Nehmen Sie auch zu dieser kleinen Trainingseinheit einen Satz, eine positive Suggestion, die Ihnen hilft, sich gefühlsmäßig mit den Bewegungen zu verbinden. Und gehen Sie danach, wenn irgend möglich, noch für eine gewisse Zeit in die bewegte Stille hinein. Nehmen Sie sich diese kleine Auszeit zum Abtauchen und Nachspüren, in der Ihre Gedanken frei von jeglichem Druck dahingleiten können. Genießen Sie das Gefühl, ganz bei sich selbst »zu Hause« zu sein. Danach gehen Sie erfrischt und gestärkt in den Fluss Ihres Alltags zurück.

d_Je häufiger Sie die Musikbewegungen trainieren, desto stärker verankern sie sich und umso tiefer wirken sie. Schaffen Sie sich Ihr kleines Ritual, in dem Ihr Thema mit Ihrer ureigenen Bewegung im Mittelpunkt steht. Gehen Sie ab heute mit mehr Power und Schwung durchs Leben!

Das Rossini-Morgen-ritual

Lieben Sie den frühen Morgen, wenn die anderen noch schlafen, Stadt und Land noch ganz still sind und das Licht gerade erst zu dämmern beginnt? Oder sind Sie eher der Langschläfer, der sich nach dem Weckerklingeln noch einmal im warmen Bett umdreht, bis zur allerletzten Minute weiterschläft und dann in aller Eile und ohne Frühstück aus dem Haus sprintet? Welcher Typ auch immer Sie sind – für alle gilt: Das Leben beschenkt uns jeden Morgen wieder mit einem neuen, unverbrauchten Tag, dem wir unser ganz eigenes Gesicht geben können. An dem wir es völlig in der Hand haben, ob wir etwas aus ihm machen. Jeder neue Tag ist eine neue Chance!

Heute ist Ihr Tag

Viele Menschen erleben das allerdings gar nicht so. Sie finden, ein Tag sei wie der andere, und heute werde es bestimmt auch nicht besser als gestern. Andere wachen auf und fühlen sich »wie gerädert«. Obwohl sie womöglich lange geschlafen haben, sind sie kraftlos, schlapp und kommen einfach »nicht in die Gänge«. Oder aber sie wachen auf wie elektrisiert, sitzen von jetzt auf eben »senkrecht im Bett«. Sehen mit einem Schlag die ganze lange Liste der Anforderungen vor sich, die sie erwarten. Und fühlen sich sofort gestresst, gehetzt, nervös – noch bevor sie einen Fuß aus dem Bett getan haben.

Wie wir den Tag beginnen, bestimmt ganz wesentlich unser Lebensgefühl. Sicher kennen Sie das auch: Wenn Sie morgens voller Energie und Tatendrang das Haus verlassen, mit der Bäckersfrau scherzen, Ihr Gegenüber in der U-Bahn freundlich anlächeln und die Kollegen im Büro gutgelaunt begrüßen, dann geht es meistens den ganzen Tag lang gut weiter. Nicht zuletzt auch deshalb, weil die positive Schwingung »ansteckend« ist und sich auch auf unsere Umgebung positiv auswirkt. So wird vieles leichter, freundlicher, unkomplizierter. Mit den Musikbewegungen können Sie sich schon am Morgen eine Ladung Energie für den Tag holen. Je nachdem, wie viel Zeit Sie haben und wie Ihre morgendliche Umgebung aussieht, können Sie Ihr eigenes »Morgen-Wohlfühlprogramm« entwickeln und es zu einem kleinen Ritual machen.

Kleine Morgen-Welle im Bett

Sie können z. B. direkt im Bett anfangen – oder, falls Sie Sorge haben, den Partner oder die Partnerin neben sich zu stören, im Nebenzimmer auf der Couch, dem Teppich oder einer Decke, was auch immer. Stellen Sie sich eine schöne Musik an. Am besten, Sie suchen sich schon am Abend vorher etwas heraus. Kürzere oder längere Musikstücke – je nachdem, wie viel Zeit Sie haben oder sich nehmen wollen. Das können Sie selbst dosieren. Jetzt nur noch anschalten, und dann geht's los!

a_Legen Sie sich auf den Rücken. Genießen Sie das Gefühl, noch ein bisschen Zeit zu haben und einen Raum, in dem Sie sich wohlfühlen, der nur Ihnen allein gehört. Und wenn die Müdigkeit noch schwer in Ihren Gliedern steckt, beginnen Sie ganz sachte, mit ganz kleinen, feinen Regungen. Wecken Sie Ihren Körper nach und nach auf, die Füße, Beine und Arme, Schultern, Kopf und Kiefer bewegen sich, dann der ganze Körper.

b_Stellen Sie jetzt die Beine auf, und bringen Sie Ihren Körper in kleine schwingende Bewegungen, vor allem Kiefer, Schultern und Becken. Winning Moves am Morgen!

c_Wahrscheinlich wandern Ihre Gedanken nun schon zu dem einen oder anderen Thema: Vielleicht ist es eine nicht ganz einfache Situation, die Ihnen heute bevorsteht, oder auch etwas, was von gestern noch übrig geblieben ist und sie nun gleich morgens wieder beschäftigt. Welches Bild ist damit verbunden und welches Gefühl?

d_Strecken Sie nun die Beine nach oben, und radeln Sie in der Luft, erst noch langsam und dann immer schneller und kräftiger. Strengen Sie sich richtig an, so stark, wie es geht!
Und nicht gleich aufhören, wenn's ein bisschen zwickt und unbequem wird. Dann gerade noch ein bis zwei Minuten weitermachen. Und denken Sie sich dabei: »Was auch immer heute kommt, ich komme damit klar.«

e_So, das wäre geschafft!
Nun kommt die Belohnung: Die wunderbare Loslassbewegung »der Schmetterling«, wie Sie sie aus der Rossini-Reise schon kennen. Sie liegen also weiter auf dem Rücken und öffnen und schließen Ihre Beine. Und natürlich bewegen Sie auch den Kiefer, ganz sacht und liebevoll.

f_Gehen Sie am Ende mit Ihren Gedanken dann noch einmal zurück zu dem Thema, das Sie zu Beginn des Morgenprogramms beschäftigt hat. Haben sich das innere Bild und das entsprechende Gefühl verändert?

Rossini im Bad

Das ist das Programm für Eilige, das kaum Extrazeit benötigt. Es bringt ganz rasch die dynamische Welle in Gang.

a_Erster Blick in den Spiegel – »Guten Morgen!« – und kräftig strecken und recken und dabei ausgiebig gähnen. Und mal eben kurz den Körper wach klopfen. Aber nicht nur mechanisch, sondern mit Gefühl!

b_Nun kommt das Zähneputzen, zwei bis drei Minuten sollte das ja schon dauern. Die Zeit können Sie nutzen: Beim Zähneputzen treten Sie kräftig auf der Stelle, so, wie Sie es von der Ich-Bewegung kennen. »Ich bin ich, und das ist gut so! Auch schon am frühen Morgen!«

c_Duschen und danach abtrocknen. Und dabei entschlossen den Kiefer bewegen. Verstärken Sie die Wirkung durch Ihre Stimme.

d_Weiter geht's mit ein bisschen Gesichtspflege, Tupfen und Cremen oder vielleicht auch mit dem Haareföhnen … Das lässt sich alles wunderbar mit lösenden, genussvollen Bewegungen verbinden. Bringen Sie Ihren Körper in kleine kreisende Bewegungen oder ein ganz leichtes Hinundherpendeln. Achten Sie darauf, dass Ihre Beine nicht ganz durchgedrückt sind. Und dann gehen Sie ganz gelassen aus dem Bad.

Winning Moves am Frühstückstisch

Früher wurden Kinder ermahnt, am Tisch gefälligst still zu sitzen. Das ist heute ja glücklicherweise passé.

a_Die kleinen kreisenden Bewegungen der Schultern und/oder des Beckens können Sie problemlos auch im Sitzen machen.

b_Alternativ ist auch ein leichtes Öffnen und Schließen oder ein Hinundherpendeln der Beine im Sitzen sehr gut möglich.

c_Gerade auch, wenn Sie den Eindruck haben, dass Sie jetzt sofort losrasen müssen, oder wenn schon am Morgen das Gedankenkarussell sich zu drehen beginnt, sollten Sie gezielt die Winning Moves einsetzen.

d_Und wenn die innere Unruhe besonders stark ist:
Lehnen Sie sich zurück, schließen Sie noch einmal für einen Moment die Augen. Rufen Sie sich Ihre Lieblingsmusik von der Trainings-CD oder eine andere Musik ins Gedächtnis.
Verbinden Sie die Bewegungen von Schulter und Becken oder das Öffnen und Schließen der Beine mit kleinen, lösenden Kieferbewegungen.

e_Nach einiger Zeit werden Sie spüren, wie Sie innerlich ruhiger werden. Gehen Sie nun in Gedanken den vor Ihnen liegenden Tag durch, und setzen Sie dabei die Bewegungen fort. Und das innere Bild dazu ist: »Ich bin richtig, ich bin wichtig, und ich werde es schaffen!«

Die Erfolgsgeschichte vom gestressten Banker

»Das soll jetzt wohl ein Witz sein! Ein bisschen Musik und ein paar Bewegungen – und damit soll ich meinen ganzen Stresskram und die Rückenschmerzen in den Griff bekommen?« Markus, hartarbeitender Banker, war schlicht enttäuscht. Er hatte sich unter der angekündigten »Stresslösung« etwas anderes vorgestellt. Mit einem Dutzend anderer Teilnehmer war er an diesem Wochenende im Sommer 2007 in den Odenwald gekommen, um hier in der Schule für dynamische Entspannung den Stress »wegzukriegen«. Er hatte sich schon zwei Jahre mit Rückenproblemen und Schlafstörungen herumgequält und suchte nach etwas »Handfestem«, »Konkretem«, nach dem ultimativen Werkzeug gegen seinen Stress – und war nun erst mal etwas ernüchtert.

Nichts als Ärger und Stress

Markus arbeitet als Geschäftskundenberater und leidet unter dem Betriebsklima. »Der Druck wird immer größer, ich muss ständig irgendwelche Umsatznormen erfüllen. Es gibt feste Zielvorgaben, die nur dadurch einigermaßen zu realisieren sind, dass man die Kunden gnadenlos bearbeitet.« Früher hatte er zu seinen Kunden ein offenes, persönliches Verhältnis, heute kann er manchen nicht mehr ehrlich in die Augen blicken. Dazu das ständige Konkurrieren mit den Kollegen, jeder will natürlich überleben, der alte Teamgeist ist lange dahin. Und er schwebt in ständiger Angst davor, dass ihm Fehler unterlaufen könnten. Also kontrolliert er jeden Handlungsschritt, sichert sich ab, meidet Risiken. Das alles schlägt negativ auf seine Ergebnisse durch. Immer wieder!

> *Alle Fehler, die man macht, sind verzeihlicher als die Mittel, welche man anwendet, um sie zu verbergen.*
>
> François de La Rochefoucauld (1613–80), frz. Schriftsteller

Das Gefühl von Hilflosigkeit

Am schlimmsten aber war die Sache mit seinem Vorgesetzten. Es war ein Kollege, mit dem er jahrelang auf gleicher Ebene gearbeitet hatte und auch persönlich gut bekannt war. Doch dann hatte der einen Karrieresprung geschafft und war an Markus »vorbeigezogen«. Von Stund an war alles anders geworden. Alles änderte sich, vor allem die Kommunikation.

Es gab von einem auf den anderen Tag keine persönlichen Worte mehr, keine Witze, nur noch Vorgesetztenrhetorik »Ich erwarte von dir …« Markus hat dies als einen Schock erlebt, er konnte auf diese plötzliche Veränderung nicht richtig reagieren, er erlebte sich hilflos, und dieses Gefühl verstärkte sich mit jedem Gespräch. Er kam an diesen Mann nicht mehr heran und fand keine Möglichkeit mehr, ihm auf Augenhöhe zu begegnen. Natürlich ließ er sich nichts anmerken, sondern schluckte seine Enttäuschung und Empörung herunter, fühlte sich nach diesen Gesprächen jedes Mal schrecklich, riss sich aber zusammen und machte weiter wie bisher. Er hatte das Gefühl, seine ganze Energie zu benötigen, um diese Fassade wahren zu können.

Und dann kam die Zeit, in der seine Frau Sätze sagte wie: »Mit dir ist nichts mehr los! Du bist gedanklich immer weit weg. Du wirst langweilig …« Er konnte sie verstehen, denn er merkte selbst, dass sein Schwung, seine Ausstrahlung schwer gelitten hatten. Er fand nur keinen Ausweg. »Ich bin ständig angespannt. Ich drehe mich im Kreis. Es wird nicht besser.«

Ändere etwas!

Dies sind typische Stressgedanken, die wir mehr oder weniger alle kennen, die sich aber in der Regel auch wieder verabschieden. Geschieht das aber nicht, werden sie zu ständigen Begleitern, dann sind sie ein Signal: Ändere etwas! Denn diese Stresszustände sind nicht schicksalhaft über uns gekommen. Sie sind vielmehr, wie unser gesamtes Denken und Fühlen, das Ergebnis unserer Erfahrungen bzw. der Art und Weise, wie wir diese Erfahrungen verarbeitet haben.
Daran sind vor allem das Körpergefühl und somit die Motorik ganz entscheidend beteiligt. Für Markus musste es jetzt darum gehen, zu einem neuen Zusammenspiel von Bewegung und Denken zu kommen, also seine »Stressmotorik« zu verändern – in Richtung »Flow-Motorik«. Vielen Menschen gelingt dies allein mit der Rossini-Reise. Wenn sie über längere Zeit regelmäßig nach der CD trainieren, dann stellen sie erstaunliche Fortschritte fest und finden neue Wege für sich. Markus kannte sich gut genug, um zu wissen, dass er erst mal einen »Anschub« von außen und eine gewisse Erfahrung braucht, um so ein regelmäßiges Training zu schaffen. Und er suchte auch klärende Gespräche und meldete sich deshalb für ein Seminar an.

Wer im Leben etwas Gravierendes verändern will, der muss ein Ziel vor Augen haben, sonst versacken die Bemühungen in kurzer Zeit.

Und dieses Bild muss klar und konkret sein. Außerdem gilt es, einen »Angriffspunkt« zu finden. Markus war überzeugt davon, dass sein ganzes berufliches und privates Dilemma durch das Problem mit seinem Vorgesetzten verursacht wurde.

Die optimale Musikbewegung

Dieses Thema wollte er, wie er es nannte, »auf die Hörner« nehmen. Sein Ziel beschrieb er so: »Ich will mich in den Gesprächen mit meinem Kollegen nicht länger klein und hilflos fühlen, sondern auch mit ihm klar kommunizieren und meine Standpunkte vertreten können.« Als Angriffspunkt wählte er die Dienstgespräche in seiner Abteilung. Die Musikbewegung, die zu seinem Ziel, seinem persönlichen »Projekt« passte, ist die Ich-Bewegung: »Ich bin ich, ich bin wichtig. Ich nehme mir das Recht und den Raum, meine Meinung zu vertreten. Ich sage, was ich denke. Ich fühle, was ich fühle …« Doch am Anfang, also vor der Konzentration auf eine spezielle Bewegung, steht immer die Rossini-Reise. Diese bewegte Meditation macht den gestressten Organismus überhaupt erst wieder ansprechbar für feineres Spüren und Flow-Erfahrungen. Denn nur, was wir fühlen können, werden wir auch wirklich suchen. Nach meinen Erfahrungen reichen in der Einstiegsphase zehn bis zwölf Wiederholungen der Rossini-Reise, verteilt auf zwei bis drei Wochen, völlig aus. Danach begann Markus das Training der Ich-Bewegung, meistens im Auto. Hier hatte er auf dem Weg zur Bank genügend Zeit und fühlte sich zudem unbeobachtet. Natürlich konnte Markus nicht die auf der CD beschriebenen Bewegungen nehmen, weder das Auftreten noch das Dirigieren empfiehlt sich beim Autofahren. Er fand andere Bewegungen, vor allem für den Kiefer, und auch eine andere Musik: Rolling Stones statt Rossini!

Den Erfolg vorausdenken

Über mehrere Wochen trainierte er dieses Zusammenspiel täglich. Ergänzt durch innere Bilder, die ich ja bereits als dritte Wirkkraft der Rossini-Methode beschrieben habe. Diese Bilder sollen das Erfolgserlebnis antizipieren: »Ich sehe, wie es mir gelingen wird.« Oder wie es der amerikanische Erfinder Charles F. Kettering formulierte: »Believe and act as if it were impossible to fail.« Das Bild von Markus: »Ich stehe dem Kollegen, meinem Vorgesetzten gegenüber. Es ist eines dieser regelmäßigen, alle zwei Tage stattfindenden Dienstgespräche. Ich stehe ganz aufgerichtet, fühle meine Kraft im ganzen Körper, vor allem im Brustkorb. Mein Oberkörper ist breit und lebendig. Ich schaue meinem Vorgesetzten mit großer Gelassenheit und doch intensiv in die Augen. Und immer wieder sage ich mit ruhiger, sachlicher und fester Stimme: Entschuldigung, ich bin da anderer Meinung! Entschuldigung, ich bin da anderer Meinung. Entschuldigung, ich bin da anderer Meinung …« Dieses Bild mit diesem Satz, der Beat von »Sympathy for the Devil« und die raumschaffenden Bewegungen von Kiefer und Becken – alles das wurde zu einer gefühlten inneren Kraft, die Markus jetzt mit in die Gesprächssituationen hineinnehmen konnte.

Der Erfolg stellte sich bald ein. Die ersten Gespräche verliefen noch nicht so, wie er es sich vorgestellt hatte, doch dann wurde es besser. Beim sechsten Gespräch passierte es: Bei einer passenden Gelegenheit kam dieser Satz, und zwar genau so, wie durch die zahlreichen Wiederholungen gespeichert. Klar, freundlich und überaus bestimmt. Dieses Erfolgserlebnis wirkte nach und auch in die anderen Lebensbereiche hinein. Wo er vorher falsche Kompromisse eingegangen war, sagte Markus jetzt »Stop!« zu sich selbst und auch laut nach außen. Nicht nur in seiner Bank, sondern auch zu Hause. Und so kam er langsam heraus aus seiner Defensive, die er »Stress« genannt hatte, und fing wieder an zu leben. Und zu lieben! Dieses starke Training war sehr bald nicht mehr erforderlich. Tatsächlich hatten sich die Musikbewegungen nach einigen Wochen in ihm so verkörpert, dass die Erinnerung ausreichte, um die innere starke Stimme wieder zu fühlen und einzusetzen. Er war wieder gerne Banker, auch wenn sich das Klima in seinem Haus branchentypisch weiter verschlechterte.

Er konnte diese Entwicklung akzeptieren und sich seine Freiräume bewahren.

> *Nicht die Umstände bestimmen des Menschen Glück, sondern seine Fähigkeit zur Bewältigung der Umstände.*
>
> Aaron Antonowsky
> (Begründer der Salutogenese)

Rossini in Schule und Kindergarten

»Ist die Rossini-Methode auch für Kinder geeignet?« Diese Frage kommt häufig auf. Eltern, Erzieher, Lehrer, Betreuer, Menschen, die mit Kindern und Jugendlichen zu tun haben, sehen sich mit großen Problemen konfrontiert: »Es wird immer schwerer, Schüler zu begeistern oder einen Zugang zu ihnen zu finden!« Sicher, der Medienkonsum und die damit einhergehende neue Bewegungslosigkeit blockieren heute immer früher eine natürliche, positive Entwicklung. Aber sind sie auch die Ursachen? Nein! Es sind die Folgen. Jedes Kind dieser Welt würde lieber im Gelände spielen als vor dem Fernseher rumzuhängen. Aber sehr viele Kinder kennen und können so etwas gar nicht mehr. Und auch andere Grundbedürfnisse bleiben unbefriedigt. Nehmen wir doch als Beispiel eines unserer Themen, das Neinsagen. Welches Kind wird dazu heute angeregt und unterstützt? So bleiben Nein-Impulse zwangsläufig im kindlichen Körper stecken oder nehmen seltsame, unangenehme Wege nach außen. Auch früher mussten Kinder ihre Gedanken und Gefühle hinunterschlucken. Aber da gab es Ausgleichsmöglichkeiten. Sie hatten ihre Freude auf der Straße, spielten Fußball im Park, durchstreiften die Gegend, waren unterwegs und trafen sich. Heute leben schon Grundschüler nach Zeitplänen, Verabredungen müssen langfristig abgesprochen werden, es gibt keine richtigen Freiräume mehr, in denen sich Leben entwickeln kann, und so landen viele täglich vor der Mattscheibe oder dem Monitor. Viele Kinder und Jugendliche sind frustriert, da sie solche positiven Situationen nicht mehr erleben können. Sie suchen sich Ersatzbefriedigungen und landen in der Resignation, im Konsum, in der Aggressivität etc.

Der Wutkreis

Ich möchte Ihnen hier ein M-M- (Motorisch-Mentales-) Element vorstellen, das sich besonders für solche Situationen eignet, in denen in einer Klasse Unruhe und Aggressivität hochkommen.
Natürlich geht's auch hier darum, die dynamische Welle zu stimulieren, sowohl miteinander als auch in jedem Einzelnen. Das geschieht hier über die Polarität Krafteinsatz – Loslassen. Und so funktioniert's:

a_Es beginnt damit, dass sich alle Beteiligten in einen Kreis stellen und sich gegenseitig an den Händen halten. Alle bewegen die Arme, pendeln sich ein. Auf ein Kommando (aus der Gruppe oder vom Leiter) versuchen die Teilnehmer, jetzt die Hände der Nachbarn vor die eigene Brust zu ziehen.
Daraus entwickelt sich ein heftiges Ziehen und Kämpfen, ein Hin und Her, es gibt keine feste Form, alles ist ständig in Bewegung.

b_Auf ein weiteres Kommando stoppt das Gerangel, und alle kommen zurück zum Pendeln, dieses Loslassen lässt sich schön mit passender Musik begleiten und vertiefen.

c_Nach einer Weile beginnt dann die nächste Phase, dieses Mal versuchen die Teilnehmer, die Hände der Nachbarn möglichst stark zusammenzudrücken. Danach wieder loslassen, pendeln, schwingen.

d_Man kann nun diesen Wechsel so häufig wiederholen, bis sich die überschüssigen Energien durch die Beanspruchung erschöpft haben und die Gruppe in ein ruhiges Auspendeln hineinkommt.

e_Dann sollten sich alle hinlegen, sternförmig, und zwar so, dass die Füße in die Mitte zeigen. Die Gruppe betritt jetzt den »Raum der bewegten Stille«, und alles Weitere hängt jetzt davon ab, was man als Lehrer oder Erzieher beabsichtigt.

Ein Pädagoge, der viel Erfahrung mit diesem Element hat, empfiehlt Folgendes: »Es ist immer gut, wenn sich die Schüler auch in der ruhigen Phase anfassen. Dieser ruhige Kontakt hat eine enorme Wirkung, ich erzähle dann gerne Geschichten oder beschreibe meine Ideen, die ich zu bestimmten Themen habe. Und das Wunderbare ist die Aufmerksamkeit der Schüler. Vorher nervös und verschlossen, so sind sie jetzt absolut ansprechbar. Ich kann sie erreichen, und das nimmt mir immer wieder den ganzen Stress, der hochkommt, wenn mir das nicht gelingt.«
»Und was soll an dieser Rangelei nun das Besondere sein?«, werden Sie sich jetzt vielleicht fragen.
Ja, es stimmt, dieses Rossini-Element ist eher schlicht und wirkt auf den ersten Blick sehr einfach. Aber auch hier gilt, was Konrad Adenauer einmal so formulierte:

Man muss die Dinge so tief sehen, dass sie einfach werden!

Denn beim genaueren Hinschauen kann man erkennen, dass hier positive Erfahrungen zusammenkommen, die dem Körper und der Seele guttun und die heute im Alltag vieler Kinder und Jugendlicher kaum noch vorkommen:
- Jeder ist dabei,
- jeder bewegt sich,
- niemand kann sich entziehen.
- Es gibt keine Gewinner und keine Verlierer,
- jeder macht positive körperliche Erfahrungen
- und hat dabei die Freiheit, seinen eigenen Kopf durchzusetzen.

Alles ist dabei eingebunden in einen sozialen Kontext, so dass auch das Wir-Gefühl berührt wird. Solche Erlebnisse lösen die Frustrationshaltungen in einer Klasse. Sie öffnen wieder die Motivation zum Lernen und zu konstruktiver Kommunikation. Wir wissen heute wesentlich mehr über Lernprozesse als vor zehn Jahren und dieses Wissen muss unbedingt in den pädagogischen Alltag eingehen. Das Lernen korreliert mit dem Körpergefühl und das Körpergefühl korreliert mit positiven Bewegungsmustern. So einfach ist es! Deshalb wird das Unterrichtsgeschehen in einigen Jahren ganz andere Formen aufweisen.

Wenn die Gruppendynamik eskaliert

Das Prinzip des psychomotorischen Liftings habe ich durch Gerda Boyesen kennengelernt. Es spielte in ihrer Arbeit nur eine Nebenrolle, in der Rossini-Methode findet es dagegen vielfältigen Einsatz. Lifting ist eigentlich eine subtile Angelegenheit und erfordert eine kompetente Begleitung, aber erste positive Wirkungen lassen sich auf ganz unkomplizierte Weise erreichen.
Ich selbst habe Lifting mit Kindern zum ersten Mal bei einem Kindergeburtstag ausprobiert. Völlig ungeplant und eher der Not der Situation gehorchend.
Sie kennen solche Events vielleicht, sie geraten manchmal zu einem wahren Hexenkessel, und so war es an diesem Nachmittag auch. Die Gruppendynamik eskalierte. Der notorische Außenseiter, der eigentlich gar nicht eingeladen werden sollte und dann doch da war, er war schon zweimal ausgerastet, und von der festlichen Stimmung war nichts mehr zu spüren. Einige Kinder hatten sich zusammengetan und beschimpften ihn, andere hatten sich ängstlich zurückgezogen, das Geburtstagskind weinte. Normalerweise wäre ich jetzt mit der ganzen Truppe in den Wald gelaufen, aber es regnete in Strömen. So kam ich auf die Idee, einmal etwas ganz anderes vorzuschlagen.

Stilles Glück: Lifting mit Kindern

Das Lifting lässt sich nur ungenügend beschreiben, man muss es erleben. Äußerlich sind diese Bewegungen unspektakulär. Ich machte mit den Kindern an jenem Nachmittag ein Lifting der Arme.

Müssen kindliche motorische Impulse verkümmern?

Die motorischen Impulse, die in jungen Jahren eigentlich besonders heftig nach außen drängen, veröden – und das macht jedes Kind unglücklich, frustriert, unwillig und hilflos. Diese verhängnisvollen Verknotungen lösen sich nicht von allein und erweisen sich den üblichen pädagogischen Maßnahmen gegenüber als äußerst widerstandsfähig. Es müssen neue Kanäle geöffnet werden, und nach den ersten Erfahrungen lässt sich sagen, dass dies mit der Rossini-Methode gelingen kann.

Ich garantiere, dass es klappt, jeden Außenseiter zu integrieren, jede gruppendynamische Verknotung zu lösen. Warum? Weil hier jeder das findet, was er wirklich braucht. Das Gefühl, verstanden zu werden, ernst genommen zu werden und zugehörig zu sein. Wenn das möglich wird, dann ändert sich alles – und zwar ganz schnell.

a_Ein Kind liegt auf dem Rücken, zwei andere sitzen auf der Seite rechts und links daneben.

b_Die beiden heben die Arme des liegenden Kindes ganz behutsam an – und lassen sie dann vorsichtig wieder sinken. Es sind ganz leichte, feine Bewegungen, die Erstaunliches bewirken. Sie fördern das innere Loslassen, die Lösung von körperlichem, emotionalem und gedanklichem Druck. Und das Ganze in Gemeinschaft. Das ist der besondere Clou.

c_Wichtig: Es darf nicht gesprochen werden, und die beiden Lifter müssen sich ganz auf die Person konzentrieren, deren Arme sie gerade bewegen.

Man sollte denken, dass dieses ungewöhnliche Miteinander den Klamauk erst recht anstacheln würde, aber das Gegenteil war der Fall. Unglaublich, mit welcher Andacht die Kinder plötzlich miteinander umgingen, mit welcher Vorsicht sie sich berührten und bewegten. Lars, üblicherweise ein lauter und aggressiver Störenfried, wandelte sich zu einem ganz behutsamen Partner, der in seinem Lifting völlig aufzugehen schien. Er lächelte versonnen, und wenn es etwas wie Liebesenergie geben sollte, dann war dieser Junge jetzt davon durchströmt. Eine wunderbare Stille breitete sich im Raum aus, und die Gesichter der Kinder strahlten etwas aus, was man sonst nur noch selten sieht. Stilles Glück. Ich habe beruflich und privat schon viel mit Kindern erlebt, eine solche Stimmung aber noch nie.

Rossini mit Freunden und Bekannten

Vor kurzem erhielt ich den Brief einer 62-jährigen, mir unbekannten Frau aus Kiel. Sie hatte die Rossini-Reise zunächst für sich selbst entdeckt, dann Freundinnen dazugeholt, und nun lädt sie schon seit einiger Zeit eine Gruppe von Frauen regelmäßig zu selbstgestalteten Rossini-Reisen ein. Über ihre Erfahrungen schreibt sie: »Wir beginnen mit einer Befindlichkeitsrunde … und dann geht's los! Abklopfen, Stresslöser, Winning Moves, Loslassen, Restentspannung. Nach eigens hierfür ausgewählter Musik. Immer nach einem Thema, der Jahreszeit entsprechend. Zu Pfingsten hatte ich Musik von André Rieu. Winning Moves, nach den Klängen einer Zugfahrt. Alle aufgestellt in einer Reihe, an der Taille der Frauen haltend, mit tollen Hüft- und Kieferbewegungen durch den Raum. Eine unglaubliche Stimmung, auch so bei den Nein-Bewegungen, nach Popmusik. Dirigieren nach der Musik von Pomp and Circumstance. Das war ein Stück von 6 Minuten 33 Sekunden. Inzwischen sind die Frauen so mutig, dass eine Gruppe dirigiert, die anderen spielen Publikum. Es gibt tosenden Beifall für die Dirigenten. Nach einem Song von Céline Dion glaubte ich fast, bei der Ich-Bewegung, also dem Auftreten, dem:

Ich bin ich, und ich zeige
mich so, wie ich bin –
ohne Wenn und Aber!

Jetzt flippen meine Frauen aus! Die ältesten Teilnehmerinnen sind 70 Jahre alt, unglaublich! Doch alle genießen dann auch das Loslassen und die Restentspannung im Liegen. Schamgefühle bei der Schmetterlingsübung waren schnell überwunden, ich mache es ganz natürlich vor. Die positive Resonanz nach zwei Stunden, die glücklichen Gesichter, Lachen und ganz viel Freude, ist für mich ein Geschenk!«

Kiefertraining im Auto

Teilnehmer meiner Kurse erzählen mir immer wieder, dass das Auto einer ihrer bevorzugten Orte für das Rossini-Training ist. Die CD mit der Rossini-Reise gehört für sie zur Standardausstattung, ist immer dabei. Nicht alle Menschen haben ein Auto, aber doch sehr viele, darum bekommt das Auto als Trainingsort hier ein Extrakapitel. Die Zeiten, in denen Sie im Auto morgens zur Arbeit oder auf Dienstreise, abends wieder nach Hause oder tagsüber zum Einkaufen fahren, bieten sich als »Rossini-Zeiten« geradezu an. Meistens sitzt man allein im Auto. Also: Keiner guckt Ihnen zu (höchstens mal an der Ampel der Mann oder die Frau vom Auto nebendran, aber das ist schnell weg), und Sie können lauthals mitsingen, wenn Ihre Lieblingsmusik ertönt.
Sie können die Rossini-CD einfach nur anhören. Wenn Sie das Training schon einige Zeit absolviert haben, dann wirkt hier, was wir im Kapitel über die »Vier Schritte zum Ziel« (siehe Seite 85 f.) gesagt haben: Die Vorstellung der Bewegungen führt zu den gleichen Reaktionen wie die ursprüngliche Bewegung selbst. Dann kann sich auf wundersame Weise Ihre Stimmung während einer Fahrt vollkommen ändern.

Pack den Tiger in den Tank

Vor allem aber können Sie die Autofahrt zum idealen Trainingsparcours für die Kieferbewegungen machen! Das ist auch mit der Straßenverkehrsordnung problemlos vereinbar! Die Hände bleiben am Steuer, die Füße auch da, wo sie hingehören. Den Kiefer brauchen Sie zum Fahren in der Regel ja nicht.
Dafür gibt es aber jede Menge Anlässe, die potenziell »stressverdächtig« sind und bei denen sich mit Sicherheit Anspannung im Kiefer ausdrückt. Da können Sie also gleich gegensteuern: im Stau oder bei dem Typen, der Ihnen die Vorfahrt klaut, an der Ampel, die nicht grün werden will, beim Fahrer, der Sie beim Überholen schneidet, und so weiter ... Der Kiefer ist ja an der gesamten Rossini-Reise und allen Musikbewegungen beteiligt. Nun gilt es, beim Autofahren den Ausdruck der verschiedenen Bewegungen allein mit dem Kiefer umzusetzen. Probieren Sie es – es wird Ihnen von Mal zu Mal besser gelingen. Nehmen Sie Ihre Stimme dazu, das verstärkt die Wirkung um ein Vielfaches. Und Sie haben ja einen kraftvollen Helfer: die Musik!
Lassen Sie z. B. Ihren Kiefer »Nein!« sagen. Und denken Sie daran: Der einzige Maßstab für »richtig« oder »falsch« ist, dass es sich für Sie wie ein Nein anfühlt, ein »Ich will das jetzt nicht mehr so!«,

dass Sie vielleicht gleich im Büro Ihrem Chef sagen, wenn er wieder mal einen nicht zu bewältigenden Stapel Arbeit auf Ihrem Schreibtisch deponiert hat.
Die Ich- und Ja-Bewegungen mit dem Kiefer bringen Sie so richtig auf Touren. Ein Seminarteilnehmer hat das einmal so beschrieben:

> *Ich werde dabei jedes Mal total euphorisch und fühle mich ungeheuer selbstbewusst. Diese Kieferbewegungen wecken den Tiger in mir!*

Es gibt Tage, da brauchen Sie mehr diese Unterstützung für die »rote Energie«, an anderen Tagen suchen und finden Sie Gelassenheit durch die Kieferbewegungen zur »Loslassmusik«.
Fühlen Sie sich vollkommen frei, damit zu experimentieren. Alles, was Sie dazu brauchen, haben Sie in sich. Immer und in jeder Situation.

Zum Schluss

Die Rossini-Methode ist anders als das, was Sie kennen! Es ist keine Entspannungsmethode, keine Yogavariante, keine Psychotherapie und kein Mentaltraining, keine Meditation und kein Sport. Die Rossini-Methode hat von allem etwas und geht doch einen ganz eigenen, neuen Weg.

Ihr innerer Coach

Die Musikbewegungen der Rossini-Methode werden zu einer inneren, positiven, aufbauenden Stimme, zu einem »inneren Coach«, auf den Sie immer setzen können. Er ist dabei, wenn Sie besondere Situationen meistern, Krisen durchleben oder sich auf besondere Herausforderungen vorbereiten müssen. Auch wenn starker Stress auf Sie einwirkt, Sie nicht mehr richtig schlafen können oder der Rücken schmerzt, der Bauch drückt und das Zutrauen schwindet, der innere Coach weist Ihnen die richtigen Wege. In früheren Zeiten benötigten die Menschen weder die Rossini-Methode noch irgendein anderes Coaching-System. Sie verstanden die Rhythmen der Natur und folgten ihnen, sie erhielten Sicherheit und Orientierung aus dem Eingebundensein in Familie und andere soziale, auch spirituelle Systeme und hatten darüber hinaus viel weniger Alternativen, zwischen denen es sich zu entscheiden galt. Heute ist es anders. Wir sind insgesamt verunsichert und weit davon entfernt, die uns zur Verfügung stehenden Möglichkeiten zu nutzen.

Denken, Fühlen, Bewegen

In den Köpfen vieler Menschen hat sich in den letzten Jahren eine sehr optimistische Sicht der Dinge festgesetzt. Jeder Mensch hat alle Möglichkeiten, in seinem Leben Gesundheit, Glück, Lebensfreude und Erfolg zu finden. Es kommt nur darauf an, richtig zu leben. Ein bisschen Sport, Yoga, den richtigen Beruf, Freunde … Und schon läuft alles wie von allein. Und es stimmt auch, wer lange genug Tai-Chi macht, mit den fünf Tibetern den Tag beginnt, meditiert oder regelmäßig Entspannungsübungen trainiert, dem wird es irgendwie bessergehen. Vor allem im Vergleich zu Menschen, die nichts für sich tun. Aber wie ist es, wenn andauernde Nervosität, Ängste, Schuldgefühle, chronische Schmerzen, Unterlegenheitsgefühle, Einsamkeit und andere Stresszustände so stark in das Leben eingreifen, dass es sich nicht mehr richtig zu entfalten vermag? Dann haben sich Muster in unserem Nervensystem eingespeichert. Die Annahme, diese Muster würden sich aus sich selbst verändern, ist unrealistisch, es gibt auch kein wissenschaftliches Modell dafür, abgesehen von den traditionellen Vorstellungen der Psychotherapie. Das Merkmal eines im Hirn entstandenen Musters ist seine Tendenz zur Selbstverstärkung. Ein Muster will sich nicht auflösen, es will sich bestätigen und verfestigen. Das gilt gleichermaßen für unsere Denk-, Fühl- und Bewegungsgewohnheiten. Sonst wäre vieles einfacher auf dieser Welt. Es kommt im Leben immer wieder darauf an, aus vertraut gewordenen Mustern heraustreten zu können – und das passiert aus erwähnten Gründen nicht von allein. Ich muss es wollen! Und auch dazu benötige ich einen inneren Coach, der mich darin unterstützt. Die »alten« Stimmen nämlich, die uns das Leben lang begleitet haben, flüstern uns häufig anderes ein: »Lass das bleiben, es hat keinen Zweck, du wirst es nicht schaffen, mach keine Fehler.« Mit Hilfe der Rossini-Methode werden Sie schaffen, was Sie wirklich wollen. Sie erleben, dass Sie Ihre Gedanken und Gefühle beeinflussen können, dass Sie sich stark machen können, dass Sie Einfluss nehmen können und sich durchsetzen können. Es wird Ihnen auch gelingen, in den entsprechenden Situationen loszulassen, zu entspannen und Ihren Geist ausströmen zu lassen. Auch die Gefühle, die Liebe zu sich selbst und zu den anderen, die Liebe zum Leben.

Den Flow erreichen und bewahren

Die Rossini-Methode hat etwas von einem Schauspieltraining. Ich wechsle die Rolle, ich trete heraus aus dem Gewohnten. Und dann mache ich mich stark, ich mache mich frei, ich öffne mich. Ich bin richtig, ich bin wichtig, und es wird mir gelingen! Dazu müssen wir unsere Psyche mit Hilfe des Körpers überlisten. Das ist der Kern der Rossini-Methode. Musikbewegungen machen es möglich. Es gibt für jeden Menschen ein optimales Zusammenspiel von Bewegung und Gedanken. Der Kiefer, die Arme, das Becken, die Gedanken, die inneren Bilder – wenn diese Regungen zusammenfließen, dann erreichen wir den Zustand des Flows. Darum geht es in der Rossini-Methode. Im Flow gibt es keinen Stress mehr, keine Spannungsschmerzen und keine Depression. Im Flow blicken wir mit großer Gelassenheit, Zuversicht und Interesse nach vorne. Ich habe das Leben vor mir! Ohne Flow schlägt uns jede Kleinigkeit auf den Magen, wir werden unangenehme Gedanken nicht mehr richtig los, und die Zukunft hat wenig Reiz. Aber das Schlimmste ist aus meiner Sicht, dass wir uns selbst nicht mehr richtig spüren und uns deswegen an jeden lust- und lebensfeindlichen Zustand gewöhnen können! Ich glaube, es sind vor allem Hemmungen und die Angst vor Peinlichkeit und Scham, die den Flow vertreiben und die Lebensschwingung flach halten. Sie stecken dahinter, wenn wir uns heute immer eingeschränkter, überspannt oder spannungslos und oft auch vollkommen sinnlos bewegen. Irgendwann werden die Gedanken und Gefühle diesen Richtungen folgen, diese Konsequenz ist nach neuesten Erkenntnissen unvermeidlich. Dann beginnt richtiger Stress. Ich kann bisweilen gar nicht glauben, was mir Menschen erzählen, die die Rossini-Methode ausprobiert haben. Aber sie ist ein äußerst wirksamer Hebel gegen Bewegungshemmungen. Nie im Leben hätte ich gedacht, dass bei Veranstaltungen Hunderte von gutbürgerlichen Menschen nach Rossini-Melodien Dirigent spielen, aber genau das passiert, jedes Mal. Diese kurze Passage stimmt die Menschen froh, glänzende Augen, glückliche Gesichter, angeregte Gespräche. Jetzt wissen sie: Das ist die Richtung, das ist der Weg aus ihrem Stress.

Literaturverzeichnis

Boyesen, Gerda:
Über den Körper die Seele heilen.
Biodynamische Psychologie und Psychotherapie. Eine Einführung
Kösel, München 2006

Boyesen, Gerda / Bergholz, Peter:
Dein Bauch ist klüger als du.
Stress umwandeln, Sex beleben, Ängste lösen, entspannt schlafen, täglich Glück empfinden
Kreuz, Stuttgart 2009

Csikszentmihalyi, Mihaly:
Flow – der Weg zum Glück.
Der Entdecker des Flow-Prinzips erklärt seine Lebensphilosophie
Herder, Freiburg 2006

Csikszentmihalyi, Mihaly:
Flow im Beruf.
Das Geheimnis des Glücks am Arbeitsplatz
Klett-Cotta, Stuttgart 2004

Damasio, Antonio:
Descartes' Irrtum.
Fühlen, Denken und das menschliche Gehirn
List, Berlin 2004

Dreksler, Jacky / Balder, Hugo:
Wunsch-Bullshit im Universum.
Eine Kritik der Wunsch-Bestellungen im Universum von Rhonda Byrne, Pierre Franckh, Bärbel Mohr, Esther Hicks
Pacific Productions, Köln 2007

Hüther, Gerald:
Die Macht der inneren Bilder.
Wie Visionen das Gehirn, den Menschen und die Welt verändern
Vandenhoeck & Ruprecht, Göttingen 2006

Kükelhaus, Hugo / zur Lippe, Rudolf:
Entfaltung der Sinne.
Ein Erfahrungsfeld zur Bewegung und Besinnung
Fischer, Frankfurt a. M. 1982

Lange, Klaus:
Herz, was sagst du mir?
Kreuz, Stuttgart 2001

Pfeifer, Rolf / Bongard, Josh / Brooks, Rodney:
How the Body Shapes the Way We Think.
A New View of Intelligence
Bradford Brooks/MIT Press, 2006

Spitzer, Manfred:
Musik im Kopf.
Hören, Musizieren, Verstehen und Erleben im neuronalen Netzwerk
Schattauer, Stuttgart 2005

Storch, Maja / Cantieni, Benita / Hüther, Gerald / Tschacher, Wolfgang:
Embodiment.
Die Wechselwirkung von Körper und Psyche verstehen und nutzen
Huber, Bern 2007

Adressen

Peter Bergholz veranstaltet in seinem Zentrum für Dynamische Entspannung im Odenwald, aber auch bundesweit Seminare zur Rossini-Methode. Nähere Informationen – auch zu anderen Therapeuten, die mit der Rossini-Methode arbeiten – erhalten Sie unter:

Schule für dynamische Entspannung
Am Dachsrain 2
64739 Höchst-Hassenroth
Tel.: 06163-912020
Fax: 06163-912023
E-Mail: andersohn@seminarhotel-odenwald.de
www.dynamische-entspannung.de

Register

Bibliografische Information der Deutschen Nationalbibliothek
Die Deutsche Nationalbibliothek verzeichnet diese Publikation in der Deutschen Nationalbibliografie; detaillierte bibliografische Daten sind im Internet über http://dnb.d-nb.de abrufbar.

Wichtiger Hinweis
Die im Buch veröffentlichten Ratschläge wurden von Verfasser und Verlag mit größter Sorgfalt erarbeitet und geprüft. Eine Garantie kann jedoch nicht übernommen werden. Ebenso ist eine Haftung des Verfassers bzw. des Verlages und seiner Beauftragten für Personen-, Sach- oder Vermögensschäden ausgeschlossen.

Umschlag-Abbildungen: Die Kleinert/Nina Rode
Fotos: alle Übungsfotos von Silvia Lammertz, München;
Illustrationen von Die Kleinert/Nina Rode

Projektleitung: Caroline Colsman
Redaktion: Petra Hirscher
Bildredaktion: Sylvie Busche (Ltg.), Markus Röleke
Herstellung: Veronika Preisler

Umschlaggestaltung und Layout: griesbeckdesgin, München
Satz und DTP: Gaby Herbrecht, Mindelheim
Reproduktion: Repro Ludwig, A-Zell am See
Druck und Bindung: Offizin Andersen Nexö Leipzig GmbH, Zwenkau

Printed in Germany

ISBN 978-3-426-64922-0

5 4 3 2 1

Bitte besuchen Sie uns auch im Internet unter der Adresse:
www.knaur-ratgeber.de